RECHERCHES

STATISTIQUES ET SCIENTIFIQUES

SUR LES MALADIES

DES DIVERSES PROFESSIONS

DU CHEMIN DE FER DE LYON.

ESSAI DE TOPOGRAPHIE ET DE GÉOLOGIE MÉDICALES

DES CHEMINS DE FER,

PAR

LE DOCTEUR C. DEVILLIERS,

Médecin en chef du Chemin de fer de Lyon, ancien Chef de clinique de la Faculté de Paris, etc.

PARIS

LABÉ, LIBRAIRE DE LA FACULTÉ DE MÉDECINE,

PLACE DE L'ÉCOLE DE MÉDECINE.

1857

RECHERCHES

STATISTIQUES ET SCIENTIFIQUES

SUR LES MALADIES

DES DIVERSES PROFESSIONS

DU CHEMIN DE FER DE LYON.

TYPOGRAPHIE RENOU ET MAULDE,
Rue de Rivoli, 144.

RECHERCHES

STATISTIQUES ET SCIENTIFIQUES

SUR LES MALADIES

DES DIVERSES PROFESSIONS

DU CHEMIN DE FER DE LYON.

ESSAI DE TOPOGRAPHIE ET DE GÉOLOGIE MÉDICALES

DES CHEMINS DE FER,

PAR

LE DOCTEUR C. DEVILLIERS,

Médecin en chef du Chemin de fer de Lyon, ancien Chef de clinique de la Faculte de Paris, etc.

PARIS

LABÉ, LIBRAIRE DE LA FACULTÉ DE MÉDECINE,

PLACE DE L'ÉCOLE DE MÉDECINE.

1857

RECHERCHES

STATISTIQUES ET SCIENTIFIQUES

SUR LES MALADIES

DES DIVERSES PROFESSIONS

DU CHEMIN DE FER DE LYON.

Essai de Topographie et de Géologie médicales

DES CHEMINS DE FER.

Douée d'un immense pouvoir de création et de déplacement, l'industrie toute moderne des chemins de fer a donné naissance à une foule de professions nouvelles, en même temps qu'elle a changé des habitudes séculaires et jusqu'à l'aspect de certaines contrées. A-t-elle aussi apporté des modifications dans la santé de la masse considérable d'individus qu'elle emploie et dans les influences hygiéniques locales? Cette question, qui touche de si près à la science médicale et à l'hygiène publique, ne peut manquer d'offrir une source d'études intéressantes, non-seulement pour le médecin, mais encore pour l'ingénieur et l'administrateur.

C'est là un des buts principaux de ce mémoire, où

j'ai recherché quelle influence ont exercé sur les agents et ouvriers de la compagnie du chemin de fer de Lyon les travaux des diverses professions, et où en même temps j'ai répondu à quelques opinions émises devant l'Académie des sciences et l'Académie de médecine, concernant les dangers que l'on croit attachés à quelques-unes d'entr'elles.

J'espère démontrer, à l'aide des faits, d'une statistique aussi rigoureuse que possible et du raisonnement, que ces dangers sont beaucoup moins grands qu'on ne voudrait le faire croire, grâce à la bienveillante sollicitude d'une Administration qui emploie tous ses efforts à les prévenir ou à y remédier.

Le nombre et la variété des emplois qui existent au chemin de fer de Lyon, la disposition particulière de son réseau dont le parcours du nord au sud et de l'ouest à l'est embrasse dans son étendue des expositions très-diverses, des pays de plaine et de montagne, des vallées humides et des plateaux secs assis sur des sous-sols de composition très-variée, m'ont aussi permis d'aborder une foule de questions qui intéressent non-seulement l'hygiène publique, mais la topographie et la géologie médicales, auxquelles la direction de cette étude ouvrira, je l'espère, une voie nouvelle.

La plupart des documents qui servent de base à ce travail, résultats de l'organisation régulière donnée au service médical de la Compagnie de Lyon, ont été puisés dans les rapports mensuels de chaque médecin de la ligne pendant plusieurs années, dans mes rapports annuels au Conseil d'administration et dans les travaux que j'ai adressés sur le même sujet au Ministre des travaux publics et à l'Académie de médecine. J'y ai joint le résultat de mes nouvelles investigations et les renseignements utiles que j'ai souvent recueillis de la bouche même de mes honorables confrères dont je me plais à louer ici le savoir et le dévouement si justement appréciés par l'Administration du chemin de fer de Lyon.

Dans la première partie de ce travail, je rechercherai la nature et la fréquence des diverses maladies pour chaque profession pendant plusieurs années, j'en exposerai un tableau comparatif, j'en déduirai des conséquences, et, chemin faisant, je répondrai aux opinions émises sur les maladies de certaines professions.

Dans la seconde partie, j'étudierai plus spécialement les maladies selon les localités, les influences climatériques, telluriques, etc. C'est la partie topographique et géologique que je crois appelée à fournir des notions utiles à la médecine et à l'hygiène publique, à mesure que le réseau des chemins de fer s'étendra et permettra de recueillir des documents plus nombreux et plus complets.

COMPOSITION ET DIVISIONS

DU

TABLEAU COMPARATIF.

Les relevés statistiques de maladies compris dans le tableau comparatif embrassent une durée de cinquante-quatre mois que j'ai divisés en trois périodes égales de dix-huit mois chacune. La première période (1), commençant le 1er janvier 1850 et finissant le 30 juin 1851, date presque du début de l'exploitation, alors que la ligne n'avait que 197 kilomètres de longueur; elle sert de terme de comparaison avec les deux autres périodes plus rapprochées de nous et s'étendant : la deuxième période, du 1er janvier 1854 au 30 juin 1855 ; la troisième période, de cette dernière date au 31 décembre 1856.

C'est pendant ces deux dernières qu'une extension beaucoup plus considérable (661 kilomètres) a été donnée au réseau; que ses établissements se sont augmentés, et que son exploitation a atteint un haut degré d'activité et de perfection, grâce aux efforts de l'Administration de la compagnie concessionnaire.

Afin de resserrer dans un cadre aussi étroit que possible les relevés des maladies et des professions très-

(1) Les relevés de cette première période sont extraits d'un travail que j'ai adressé à cette époque au ministère des travaux publics.

variées du personnel, j'ai dû les condenser en un nombre limité de groupes renfermant des analogues.

Pour les maladies j'ai adopté, outre la grande division en maladies internes ou médicales et externes ou chirurgicales, leur réunion par systèmes anatomiques. Si cette classification n'est pas la plus rationnelle, elle m'a semblé du moins la plus simple, la plus abrégée, et en somme la mieux appropriée aux besoins des études que j'avais à faire. Du reste, j'ai rempli les nombreuses lacunes et les imperfections qu'elle devait laisser, en indiquant dans l'étude particulière des maladies afférentes à chaque profession, leurs causes, leur fréquence relative, les saisons de l'année où elles ont plus spécialement régné, etc., etc.

Quant au personnel, tout en le réunissant par groupes de professions analogues, j'ai eu soin de discerner celles-ci les unes des autres, lorsqu'il m'a semblé intéressant de faire ressortir entr'elles certaines différences sous le rapport des influences maladives. Enfin, j'ai complété ce qui concerne ce personnel en jetant un coup d'œil sur l'origine des hommes de chaque profession, sur la nature et la durée de leurs travaux, et, lorsqu'il y a eu lieu, sur la localité qu'ils habitent et où ils travaillent.

Si le tableau comparatif ne renferme pas le détail de la deuxième période, que j'appellerai période intermédiaire, c'est que, présentant des résultats généraux analogues à la troisième période, j'ai préféré réunir les professions dans chacun des services auxquels elles appartiennent, afin d'éviter la multiplicité des chiffres.

Enfin, pour rendre le cadre plus précis et plus complet, j'ai toujours indiqué le rapport mathématique existant entre le nombre des maladies et le chiffre du personnel de chaque profession, de même qu'entre le nombre de journées de maladie et celui des journées de travail.

Le profil géologique que j'ai tracé au bas du tableau indique, outre la division des lignes de la compagnie de Lyon en sections médicales, la disposition générale du sol et la composition du sous-sol, qui serviront à faire comprendre le développement et la persistance de certaines maladies, selon les régions où on les observe.

PREMIÈRE PARTIE.

MALADIES PAR PROFESSIONS.

SERVICE DU MOUVEMENT.

AGENTS ET OUVRIERS DES GARES (1).

Chefs, Sous-Chefs de gare et Receveurs.

Les premiers sont infiniment plus nombreux que les receveurs, qui n'existent que dans les grandes gares, telles que Paris, Montereau, Dijon, Lyon, Besançon, etc., etc. Tous les chefs et sous-chefs de gare ont dû passer par quelques-uns des grades inférieurs et faire partie du personnel actif. Ils ont donc été éprouvés déjà par les fatigues et les maladies avant d'arriver à leur position sédentaire qui exige d'eux une grande responsabilité et une surveillance très-active, soit de jour, soit de nuit. Leur service est en général de quatorze heures de présence, avec nuit et jour alternes, dans les grandes gares; de douze à quatorze heures de jour seulement dans les petites gares.

Facteurs.

Une partie de ces employés, assez nombreux est occupée à des travaux de bureau dans les gares

(1) Voir le Tableau comparatif.

importantes ; tous les autres ont pour fonction le chargement des colis, la direction des voyageurs, l'entretien des salles, etc. Avant d'entrer au service de la Compagnie, ils ont en général exercé des professions très-diverses, et sont assez souvent choisis parmi les hommes d'équipe. Ils travaillent douze heures avec nuit et jour alternes dans les grandes gares, et douze à quatorze heures de jour seulement dans les petites gares.

Hommes d'équipe des Gares.

Ces ouvriers, très-nombreux, sortis de différents corps de métiers, doivent être jeunes, robustes, et sont occupés dans les principales gares au déplacement et au classement des wagons pour la formation des trains de voyageurs et de marchandises. Leur travail, très-actif au moment de cette formation, dure dix heures, compris celles des repas, avec nuit et jour alternes, dans les grandes gares.

La proportion générale des maladies, comparée à celle des autres professions, a été modérément élevée chez ces divers agents et ouvriers. Inférieure chez les chefs et sous-chefs de gare, elle a été moindre chez les hommes d'équipe que chez les facteurs. Cette même proportion, sous l'influence de l'activité croissante des travaux avec les années, s'est montrée plus forte pendant les deuxième et troisième périodes excepté chez les hommes d'équipe dont les maladies ont été plus nombreuses pendant la première période par le fait de l'inexpérience dans les travaux rudes des gares au début de l'exploitation.

Voici quelle a été pour ces agents et ouvriers la proportion de chaque groupe de maladies.

MALADIES INTERNES.

Maladies du cerveau et du système nerveux.

Un peu plus fréquentes chez les chefs de gare, dont elles atteignent $\frac{1}{15}$ du personnel, que chez les facteurs $\frac{1}{16}$; plus encore chez ceux-ci que chez les hommes d'équipe $\frac{1}{23}$. Parmi ces maladies, on remarque, outre des névralgies nombreuses : 5 congestions cérébrales ; 1 meningite et un gastro-céphalite, 1 paralysie de la 5e paire, chez les chefs de gare ; 1 apoplexie mortelle chez un receveur ; 5 congestions cérébrales, 1 apoplexie, 1 myelite traumatique et 1 névrose chez les facteurs ; 11 congestions cérébrales, 1 ramollissement cérébral suivi de mort, chez les hommes d'équipe ; toutes maladies dont les courants d'air, les efforts, la chaleur, le refroidissement après le travail semblent, en l'absence des précautions nécessaires, avoir été les principales causes.

Maladies du Cœur et du système circulatoire.

Très-rares ; les plus nombreuses consistent en cas de pléthore, et les plus remarquables sont 1 hypertrophie du cœur et 2 angioleucites chez des hommes d'équipe.

Maladies des Organes respiratoires.

Elles sont plus fréquentes chez les hommes d'équipe, dont elles atteignent un $\frac{1}{3}$, que chez les facteurs $\frac{1}{4}$, et surtout chez les chefs de gare $\frac{1}{13}$; elles appartiennent, en majorité, aux deuxième et troisième périodes. Parmi elles, on compte : chez les chefs de gare et receveurs, 1 pneumonie grave guérie, et 2 pleuropneumonies et 1 phthisie, toutes trois terminées par la mort, les premières chez des chefs de gare, la troisième chez un receveur. Chez les facteurs, 6 phthisies, dont une mortelle, connue; 5 pleureupnomonies, dont 1 mortelle; 2 bronchites capillaires; chez les hommes d'équipe, 1 phthisie mortelle, 22 pleuropneumonies, dont 2 mortelles, 1 hydrothorax, 1 hémoptysie, 1 catarrhe pulmonaire.

Les affections aiguës et graves de la poitrine sont donc plus fréquentes chez les hommes d'équipe qui sont plus exposés aux refroidissements, pendant les moments de suspension de leur travail, sous les gares ou en plein air, et malgré les précautions qui leur sont toujours recommandées. Les mêmes causes existent pour les facteurs de deuxième classe. La phthisie est rare chez les hommes d'équipe, parce qu'elle est incompatible avec leurs travaux, et que, d'ailleurs, l'examen auquel ils sont soumis avant leur admission s'oppose à ce que celle-ci ait lieu lorsqu'ils en sont atteints.

Maladies des Organes digestifs.

Plus nombreuses chez les hommes d'équipe, près de $\frac{1}{2}$, que chez les facteurs $\frac{2}{5}$, elles l'ont été moins chez les chefs de gare $\frac{1}{3}$. La fréquence des affections intestinales chez les hommes d'équipe s'explique par l'irrégularité de leur alimentation, et l'usage presque forcé des liqueurs fortes. On trouve chez eux 20 cas de fièvres typhoïdes dont 4 mortels, 1 melæna, un assez grand nombre de dyssenteries, de diarrhées, enfin 10 choléras dont 6 mortels pendant l'épidémie de 1854. Les facteurs comptent à leur tour 1 fiévre typhoïde, 3 choléras, beaucoup de diarrhées, de dyssenteries et quelques fièvres bilieuses. Enfin, chez les chefs de gare, on ne rencontre comme maladies graves qu'une fièvre bilieuse et 1 choléra. La plus grande recherche et la plus grande régularité que ces agents mettent dans leur genre de vie, rendent compte de la rareté des maladies intestinales chez eux.

Maladies des Organes génito-urinaires.

Rares. Un peu plus fréquentes en général chez les facteurs. Parmi elles, on distingue, outre quelques maladies vénériennes : 1 cystite, 1 hématurie, chez des chefs de gare ; 2 cystites et 1 néphrite chez les facteurs ; 1 dysurie, 1 cystite, chez les hommes d'équipe.

Maladies des Articulations et des Muscles.

Relativement aussi nombreuses chez les facteurs que chez les hommes d'équipe $\frac{1}{4}$, elles ont été moitié plus rares, $\frac{1}{8}$, chez les chefs de gare, moins exposés aux efforts de toute sorte. Ces maladies se sont montrées un peu plus fréquentes au début de l'exploitation chez les facteurs qui offrent aussi 4 cas de rhumatisme aigu et 2 rhumatismes goutteux, tandis que les hommes d'équipe donnent 25 rhumatismes à divers degrés, 2 rhumatismes goutteux, et les chefs de gare, 4 cas de la première maladie, 2 de la seconde. Les efforts fréquemment répétés que font les hommes d'équipe, efforts suivis de repos sans précautions, soit en plein air, soit sous des gares couvertes offrant des courants d'air, expliquent en partie, chez eux, la fréquence des maladies du système locomoteur, qui se lient, comme je le dirai plus loin, à celles des voies digestives.

Maladies de la Peau.

Elles paraissent un peu plus nombreuses chez les chefs de gare $\frac{1}{10}$, que chez les facteurs $\frac{1}{17}$, et surtout que chez les hommes d'équipe $\frac{1}{27}$. Elles ne présentent de spécial à noter que : 1 suette, 1 scarlatine sans suites graves chez les premiers; 8 suettes, 1 érysipèle phlegmoneux chez les seconds ; 7 suettes, 2 zonas, 3 érysipèles, 1 variole, quelques urticaires chez les troisièmes. Enfin, chez tous, un certain nombre de lichen, prurigo, eczema, gale, etc. Le maniement de certains colis par les facteurs, les refroidissements et les courants d'air sont les principales causes de ces maladies.

Fièvres essentielles.

Beaucoup plus communes chez les facteurs $\frac{1}{7}$, que chez les chefs de gare $\frac{1}{15}$, et les hommes d'équipe $\frac{1}{17}$, elles se remarquent principalement dans les gares des pays à fièvres. Parmi ces maladies, à type plutôt tierce que quotidien, on ne rencontre que 2 fièvres pernicieuses non mortelles chez un chef de gare et un homme d'équipe.

Maladies constitutionnelles.

Les seules que l'on rencontre sont deux affections syphilitiques anciennes, 1 cancer de l'estomac, toutes trois mortelles, et 1 affection scrofuleuse.

MALADIES CHIRURGICALES.

Maladies des Yeux.

Assez rares, mais un peu plus communes chez les

chefs de gare $\frac{1}{13}$, que chez les hommes d'équipe $\frac{1}{14}$, et surtout chez les facteurs $\frac{1}{85}$. Parmi ces affections, je noterai seulement 1 paralysie de la paupière supérieure, 1 ambliopie congestive chez les premiers; 1 iritis et des blépharites chez les seconds; 1 ambliopie amaurotique, 1 iritis et 1 kératite chez les troisièmes; le reste se compose de conjonctivites simples. En général, mêmes causes que pour les maladies de de la peau.

Maladies des Oreilles.

Quelques cas rares chez les hommes d'équipe.

Maladies des Vaisseaux.

Cas assez rares de dilatations variqueuses chez tous ces agents et ouvriers.

Maladies des Glandes lymphatiques.

Rares; un peu plus fréquentes chez les facteurs que chez les hommes d'équipe. Adénites inguinales ou axillaires, suite d'efforts ; quelques adénites cervicales, suite de refroidissement.

Lésions traumatiques des Articulations et des Muscles.

Plus fréquentes chez les facteurs $\frac{1}{12}$, que chez les hommes d'équipe $\frac{1}{19}$, et surtout chez les chefs de gare, elles comprennent, outre les entorses en proportion à peu près égales chez tous : 2 luxations de l'articulation scapulo-humérale et du gros orteil chez les premiers ; 3 luxations de l'épaule, de l'avant-bras, de la mâchoire inférieure, et 2 arthrites traumatiques chez les seconds. La proportion de ces diverses lésions paraîtra sans doute faible chez des hommes exposés, les chefs de gare exceptés, à des efforts fréquents, violents et brusques, efforts qui, chez les hommes d'équipe, particulièrement, portent sur les épaules, les bras et les extrémités inférieures.

Lésions traumatiques des Tissus externes.

Très-rares chez les chefs de gare, elles ont été nombreuses et ont atteint chez les facteurs $\frac{1}{7}$ et chez les hommes d'équipe $\frac{1}{4}$ du personnel. Leur fréquence est en général plus grande chez les facteurs pendant les deuxième et troisième périodes ; c'est l'opposé pour les hommes d'équipe, que leur inexpérience a plus exposés pendant la première période. La plupart de ces lésions ont consisté en contusions et plaies contuses de toutes les formes et à tous les degrés, jusqu'à l'écrasement partiel et assez fréquent des doigts et orteils. Les lésions les plus dangereuses de ce groupe de maladies sont, sans contredit, les coups de tampons des wagons pendant les manœuvres imprudentes ; elles ne laissent que rarement des traces extérieures, mais entraînent assez souvent des lésions graves, des déchirures des organes internes, surtout du foie, de l'estomac et de la rate, organes placés au niveau des tampons. Six hommes d'équipe et un chef de gare sont morts des suites de ces blessures.

Lésions traumatiques des Os.

Rares, mais relativement beaucoup plus fréquentes chez les facteurs, dont elles atteignent $\frac{1}{77}$, que chez les hommes d'équipe ; elles sont inconnues aux chefs de gare. On compte chez les premiers deux fractures de bras, trois de jambe, une carie et une nécrose du sternum de nature scrofuleuse et tuberculeuse ; chez les seconds une fracture de jambe, deux fractures compliquées des pieds ayant exigé l'amputation, l'une totale, l'autre partielle (celle-ci suivie de mort), une fracture du gros orteil, trois autres fractures d'os non désignées, une périostite : deux hommes d'équipe ont été écrasés par des trains.

Lésions traumatiques des Organes génito-urinaires.

Plus fréquentes chez les facteurs que chez les hommes d'équipe, et toutes composées d'orchites, conséquences d'efforts ou de coups directs.

Abcès et Épanchements.

Plus fréquents chez les hommes d'équipe $\frac{1}{13}$ que chez les facteurs $\frac{1}{14}$ et les chefs de gare $\frac{1}{20}$. Ce sont presque tous des furoncles, un certain nombre d'abcès sous-épidermiques des mains, d'abcès des glandes et des gencives, d'engorgements et épanchements, suites de contusions ou d'efforts. On distingue en outre, chez les hommes d'équipe, 6 anthrax, dont 1 terminé par la mort ; chez les facteurs et chez les chefs de gare, 2 cas de la même maladie suivie de guérison ; enfin 1 goître aigu chez ces derniers agents.

Hernies.

En général assez rares, mais relativement plus fréquentes chez les chefs de gare $\frac{1}{45}$ que chez les facteurs $\frac{1}{77}$ et surtout chez les hommes d'équipe. Elles sont presque toutes inguinales. Une seule hernie crurale se remarque chez un chef de gare. Si ces lésions sont assez rares chez les facteurs et surtout chez les hommes d'équipe, qui se livrent journellement à des efforts répétés, cela dépend de ce qu'on n'admet parmi eux que des hommes jeunes, robustes et exempts d'infirmités.

Ainsi l'on voit dominer chez les hommes d'équipe et les facteurs : les maladies des organes respiratoires, des organes digestifs, les maladies et lésions traumatiques des articulations et des muscles, les lésions des tissus externes, des os et les abcès : toutes maladies qui se sont présentées assez fréquemment avec des formes graves, surtout chez les premiers, et auxquelles il faut ajouter les fièvres intermittentes et les maladies des organes génito-urinaires en proportion modérée chez les seconds. Les chefs de gare et receveurs offrent en quantité un peu supérieure aux autres, les maladies du cerveau et du système nerveux, de la peau, des yeux et les hernies. Parmi toutes ces maladies, il n'en est aucune qui soit spéciale aux professions, et il en est peu qui puissent être attribuées directement à leurs travaux.

SERVICE ACTIF.

Je crois devoir consacrer des articles spéciaux aux employés du service actif, c'est-à-dire aux chefs de train, conducteurs, mécaniciens, chauffeurs et graisseurs, qui se déplacent sur la ligne et font le service des trains qu'ils accompagnent ou dirigent.

Paris
verses ... nois chacune.

ce de la ... 2eme eriode

...taux

Chemin de Fer de Paris à Lyon et Embranchements.

Tableau comparatif des maladies observées chez les Agents et Ouvriers des diverses Professions pendant une durée de 54 mois divisés en trois périodes de 18 mois chacune.

Maladies divisées par groupes, par Professions et par Périodes.	Service du Mouvement: Chefs de gare et Receveurs, Pér. 1	Pér. 3	Facteurs, Pér. 1	Pér. 3	Hommes d'équipe des gares, Pér. 1	Pér. 3	Mouvement actif, Pér. 1	Pér. 3	Mouvement actif (suite), Service de la Traction et du Matériel, Service de la Voie (Pér. 1, 3)	Administration, Pér. 1	Pér. 3	3me Période, Totaux par service: Mouvement	Matériel & Traction	Voie	Bureaux	Totaux des trois Périodes
Maladies internes ou médicales.																
Maladies du cerveau et du système nerveux	1	41	4	53	2	61	6	40	[illegible]	11	21	66	104	79	10	220
du Cœur et du système circulatoire			4	1	1	7	4	6	[illegible]	4	7	15	31	12	7	161
des Organes respiratoires	3	58	17	63	31	143	16	51	[illegible]	56	70	314	364	203	23	2124
des Organes digestifs	1	60	29	123	45	248	19	87	[illegible]	53	104	397	716	409	61	4219
des Organes génito-urinaires	2		5	5	3	9	5	2	[illegible]	2	6	12	14	14	6	119
des Rhumatismes et des articles		13	21	58	41	164	22	63	[illegible]	13	21	233	280	135	18	1955
de la peau	2	10	2	21	9	42	5	16	[illegible]	10	20	101	121	115	7	708
Fièvres intermittentes	1	11	8	36	6	71	1	8	[illegible]		11	54	187	291	10	1201
Maladies constitutionnelles		1		4					[illegible]		3	10	12	8		40
Maladies externes ou Chirurgicales.																
Maladie des yeux		14	1	40	4	27	1	22	[illegible]	5	7	41	98	35	16	460
des oreilles						6		3	[illegible]		3	4	8	2	2	52
des vaisseaux		2	5	6	3	9	2	12	[illegible]	2		7	12	13	3	123
des glandes et ganglions lymphatiques		3	1	4	1	11	1	9	[illegible]	1	5	34	61	13	4	226
Lésions traumatiques des articulations et des membres		1	6	12	17	55	2	6	[illegible]	3	6	22	79	28	3	462
Lésions externes	1	8	7	41	97	173	10	[?]	[illegible]	8	48	280	363	86	1	1917
des os (fractures, etc.)			2	3		6		1	[illegible]			11	21	18		[?]
des organes génito-urinaires		1	1	[?]	2	16		4	[illegible]	2		10	29	20	1	306
[?]		9		27	7	93	5	59	[illegible]	7	35	52	156	55	3	795
[?]		4	1	4	1	5	2		[illegible]	2		9	24	10		104
Total des maladies internes et externes	15	209	109	489	252	1435	97	450	[illegible]	168	817	1916	2623	1526	175	15,446
Chiffre du Personnel compris dans chaque profession	40	141	37	300	171	1209	61	275	[illegible]	150	283	1484	1655	1527	320	13,563
Rapport pour cent entre le nombre des malades et le chiffre du personnel	37.4	149.8	295.2	161.0	147.4	118.9	159.0	164.6	[illegible]	110.0	165.4	44.35	62.67	29.36	78.15	113.9
(moyenne pour les deux périodes)	117.0		152.5		129.4		162.0		[illegible]	96.9						
Moyenne entre le nombre de malades et de journées de travail	0.1 à 1.9								0.6 à 2.7	0.9 à 2.0		1.3 à 1.2	1.7 à 1.6	1.0 à 1.2	1.0 à 0.4	
Nombre des Décès		5		2	1	12	1	6	[illegible]	1		13	16	13		114

Profil géologique et altitudes de la voie divisée par sections médicales avec la proportion des malades pour chacune d'elles.

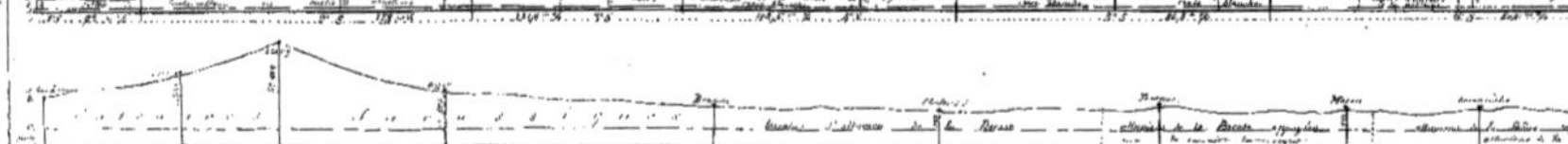

SERVICE DU MOUVEMENT.

Chefs de Train et Conducteurs.

Ces deux classes d'employés ont des fonctions distinctes. Les chefs de train, peu nombreux, sont des jeunes gens ayant, en général, reçu une bonne éducation; ils sont chargés de la partie administrative et de la surveillance des trains. Pendant la marche, ils se tiennent dans le fourgon des bagages avec un ou deux conducteurs.

Ces derniers, doubles en nombre et tirés souvent d'emplois inférieurs et de professions très-diverses, ont pour fonctions d'aider les chefs de train dans la surveillance de la marche, en se tenant dans les vigies, en serrant les freins pour modérer ou arrêter celle-ci, de faire le service des voyageurs et des colis au moment d'arrêt dans les stations, etc. Ils ont donc des travaux qui exigent beaucoup plus de mouvements que de la part des chefs de train. La durée du travail des uns et des autres est de neuf heures en moyenne.

Comme la position de ces deux classes d'employés est à peu près la même pendant la marche des trains, je les confondrai dans une même description, en faisant seulement ressortir ce que l'une ou l'autre peut offrir de spécial.

On voit sur le tableau comparatif que la proportion générale des maladies est, pour les chefs de train et conducteurs, un peu plus élevée que pour les autres agents et ouvriers du Mouvement; qu'elle est à peu près égale à celle des autres employés du service actif, sauf pour la première période, où elle est supérieure ; qu'enfin elle est inférieure à celle des ouvriers des ateliers.

Quant à la proportion existant entre les maladies des chefs de train et des conducteurs, elle est à peu près égale pour les deux professions.

Maladies du Cerveau et du Système nerveux.

Relativement plus nombreuses chez ces employés que chez les autres du même service ; on distingue parmi elles : 1 cas de commotion cérébrale par un choc de train ; 1 congestion cérébrale chez des chefs de train ; 4 cas de cette dernière affection, 2 encéphalites chez des conducteurs ; un certain nombre de névralgies sciatiques, faciales, etc., chez tous. L'insolation, le refroidissement, les courants d'air dans les fourgons ou les vigies lorsque les hommes ne prennent pas les précautions convenables, sont les causes de ces diverses maladies.

Maladies du Cœur et du Système circulatoire.

Rares et sans importance, cas de pléthore, de palpitations, etc.

Maladies des Organes respiratoires.

Leur proportion modérée pour ce personnel, dont elle atteint $\frac{1}{4}$, est égale à celle de la même maladie chez les facteurs ; inférieure à celle des hommes d'équipe et des graisseurs, supérieure à celle des mécaniciens et chauffeurs et des chefs de gare.

Je dois de suite faire remarquer l'extrême rareté des affections graves des organes respiratoires chez les chefs de train et conducteurs qui ne fournissent que : 1 cas de pleurésie, 2 pneumonies, 2 hémoptysies; enfin 1 cas de phthisie terminée par la mort chez un chef de train. L'habitude qu'ils ont de vivre en plein air excite leurs fonctions et les rend moins sensibles que d'autres aux influences atmosphériques, dont cependant ils ressentent bien plus les effets que les mécaniciens et chauffeurs, qui y sont exposés d'une manière plus franche et plus régulière.

Maladies des Organes digestifs.

Modérément nombreuses, car elles atteignent $\frac{1}{3}$ du personnel; leur proportion est inférieure à celle des facteurs, des hommes d'équipe, des mécaniciens et des chauffeurs; elle est supérieure à celle des chefs de gare.

Il faut les attribuer non pas tant à l'activité des travaux, qu'à l'usage souvent immodéré des boissons froides pendant les chaleurs, aux refroidissements, etc. Elles ont rarement offert des formes graves, car on ne trouve parmi elles que 4 fièvres typhoïdes et 1 cas de choléra. Ces heureux résultats sont dus, sans contredit, à la nourriture substantielle qu'ils peuvent prendre et à la vie active en plein air qui favorise les fonctions digestives, moins cependant que chez les mécaniciens et chauffeurs, comme on le verra plus loin.

Maladies des Organes génito-urinaires.

Rien de remarquable.

Maladies des Articulations et des Muscles.

Elles sont proportionnellement plus nombreuses, $\frac{1}{3}$, que chez les agents et ouvriers dont je me suis occupé déjà, chez les mécaniciens et chauffeurs, et surtout pendant la première période, où l'expérience n'avait pas suffisamment appris toutes les précautions nécessaires. Les mouvements rapides, les efforts que ces employés doivent exécuter pendant la marche ou l'arrêt des trains sont des causes naturelles de cette fréquence, auxquelles il faut joindre les refroidissements. Parmi elles cependant on ne rencontre que 8 rhumatismes aigus d'une intensité moyenne et qui n'ont pas laissé de traces.

Maladies de la Peau.

Peu nombreuses, sans gravité et consistant en quelques acnés, eczemas, prurigos, 1 ecthyma, 8 à 10 cas de gale contractée soit dans les hôtels, soit en maniant certains effets.

Fièvres essentielles.

Rares chez ces employés qui ne font jamais de séjour prolongé dans les pays à fièvres et qui habitent presque tous Paris, Dijon ou Lyon. Quant aux refroidissements, ils ne paraissent pas agir chez eux de manière à développer des fièvres intermittentes aussi souvent que les embarras gastriques.

Maladies des yeux.

Plus fréquentes, $\frac{1}{13}$, que chez la plupart des autres employés du Mouvement et du service actif, elles atteignent plus particulièrement les conducteurs. Les seules importantes à noter parmi elles sont : 1 ambliopie amaurotique, 1 iritis et 1 keratite sans suites graves; les autres sont des conjonctivites. Toutes reconnaissent pour causes, soit les irritants directs, corps étrangers, poussières qui s'élèvent pendant la marche et en remuant les colis, etc.; soit l'impression des courants d'air vif dans les fourgons ou les vigies, impression plus marquée chez eux que chez les autres employés du service actif, les mécaniciens et chauffeurs, qui les reçoivent d'une manière constante et plus régulière.

Quelques otites, suites de refroidissement, constituent *les maladies des oreilles* indiquées.

Maladies des Vaisseaux.

Composées de quelques cas de varices et en grande majorité d'hémorrhoïdes provoquées soit par le régime échauffant habituel, soit par la constipation à laquelle ils sont souvent exposés.

Maladies des Glandes.

Quelques adénites inguinales ou axillaires survenues le plus souvent à la suite d'efforts; 1 goître aigu chez un conducteur.

Lésions traumatiques des Articulations et des Muscles.

Beaucoup plus rares qu'on ne pourrait le croire et n'offrant de remarquable, outre des entorses rarement graves, que : 1 arthrite du genou chez un chef de train, 1 luxation de l'articulation scapulo-humérale chez un conducteur; quelques distensions ou déchirures articulaires et musculaires, suites d'efforts.

Lésions des Tissus externes (Contusions, Plaies contuses, etc.).

Fréquentes, elles ont atteint $\frac{1}{4}$ des employés et sont aussi fréquentes que chez les hommes d'équipe et plus que chez les autres employés du Mouvement et du service actif. Ces lésions, dans lesquelles la part des conducteurs a été la plus grande, $\frac{2}{3}$, se sont rarement montrées avec de la gravité et ont atteint plus spécialement les membres ; on les a vues relativement plus communes pendant la première période, par défaut d'habitude sans doute, que pendant les deuxième et troisième périodes où cependant les travaux ont été beaucoup plus actifs.

Lésions des Os.

La plupart graves : 1 fracture de la cuisse suivie de mort chez un chef de train ; 1 fracture de jambe ayant nécessité l'amputation, 1 fracture des orteils, 1 fracture du péroné, 1 fracture du crâne suivie de mort chez les conducteurs ; 2 écrasements par des trains chez les premiers, 1 chez les seconds, tous trois suivis de mort immédiate.

Lésions traumatiques des Organes génito-urinaires.

Orchites rares, quelques varicocèles, suites d'efforts.

Abcès et épanchements.

Plus nombreux, $\frac{1}{9}$, que chez les autres employés du Mouvement et du service actif, ils sont presque tous composés de furoncles, de quelques adénites abcédées et de quelques abcès des gencives et d'épanchements, suites de contusions, enfin de 2 anthrax sans suites graves.

Il n'y a eu ni maladies constitutionnelles ni hernies.

Ainsi, chez les chefs de train et conducteurs : proportion modérée des maladies des organes respiratoires et digestifs ; fréquence plus grande des maladies et lésions traumatiques des articulations, des muscles, des tissus externes, et des abcès : toutes ces maladies offrant rarement des formes graves ; certaine fréquence des maladies des yeux ; enfin rareté des fièvres essentielles et des lésions des os, mais celles-ci toujours très-graves. Aucune maladie spéciale à ces professions.

SERVICE DE LA TRACTION.

Mécaniciens et Chauffeurs.

Assez nombreux, la plupart des hommes qui composent ces deux classes d'ouvriers sont pris parmi les ouvriers d'ajustage et de montage. Tout le monde connaît le genre de travail auquel ils sont employés, toujours à découvert sur leurs machines. Dans l - tude que je vais faire de leurs maladies, je confondrai les deux professions, non-seulement parce qu'elles sont soumises aux mêmes influences, mais parce que la nature de ces maladies est presque identique. Cependant je signalerai les différences qui peuvent les distinguer, et tout d'abord celle qui est relative à la fréquence des maladies, généralement un peu plus grande chez les mécaniciens que chez les chauffeurs. J'établirai aussi une distinction entre les diverses espèces de cette dernière profession qui, sur 352 individus, compte 328 chauffeurs du service actif, 8 chauffeurs de nuit dans les dépôts, 29 chauffeurs sédentaires des machines fixes.

On remarquera que si la proportion générale des maladies chez les mécaniciens et chauffeurs, 19 °/₀, est un peu supérieure à celle des agents et ouvriers du service du Mouvement, elle reste le plus souvent inférieure à celle des autres professions sédentaires du service du Matériel (ateliers des machines et de carrosserie), et elle se maintient au-dessous de la moyenne générale qui est de 23 °/₀, pour toutes les professions.

Voici ce que démontre l'analyse des divers groupes de maladies.

Maladies du Cerveau et du Système nerveux.

Atteignant $\frac{1}{15}$ du personnel. Plus rares que chez la plupart des ouvriers des ateliers et que chez les chefs de train et conducteurs, elles présentent à peu près la même fréquence que chez les chefs de gare, mais sont plus communes que chez les autres employés du Mouvement. La très-grande partie de ces maladies se compose de céphalagies et de névralgies, soit faciales, soit sciatiques, plus ou moins vives, dont le siége n'a pas paru être plus spécialement à droite qu'à gauche, et qui ont atteint les deux professions en proportions à peu près égales. Les seules maladies remarquables ensuite sont : 1 commotion cérébrale sous l'influence d'un choc de la machine, 1 méningite, chez des mécaniciens, dont le dernier a été contraint de cesser complétement ses fonctions ; une autre méningite précédée d'une otite aiguë et terminée par la mort chez un chauffeur ; enfin, 11 congestions cerébrales sans gravité, la plupart chez des mécaniciens, et développées le plus souvent sous l'influence de l'insolation.

Maladies du Cœur et du Système circulatoire.

Les maladies graves du cœur sont inconnues aux mécaniciens et incompatibles avec leur profession. Les autres maladies très-rares de ce groupe se composent de : 1 cas d'œdème des jambes et de la face, dont la cause et la nature n'ont pas été indiquées ; 1 cas de phlébite spontanée et peu grave ; le reste, enfin, de cas de pléthore que développe chez ces employés l'excitation presque continuelle dans laquelle ils vivent.

Maladies des Organes respiratoires.

Elles n'atteignent que le $\frac{1}{5}$ de ce personnel, et sont par conséquent plus rares que chez les autres employés du service actif et des gares. Elles se composent pour la plupart de bronchites et d'angines tonsillaires et gutturales fréquentes chez les deux professions, peu graves en général, mais dont un certain nombre passe à l'état chronique chez les mécaniciens surtout. On distingue encore : 1 bronchite chronique, 4 pleuro-pneumonies, dont 1 mortelle, chez des chauffeurs ; deux cas de pleurésie et de pneumonies, dont 1 mortelle, chez les mécaniciens. Ces maladies se sont montrées plus spécialement à la suite de refroidissements contractés pendant le repos qui succède au travail.

Ainsi, non-seulement les maladies des organes respiratoires en général n'offrent qu'une fréquence modérée chez les mécaniciens et chauffeurs, mais celles d'entre ces maladies qui présentent une gravité réelle et atteignent les poumons eux-mêmes, sont très-rares : résultat qui doit surprendre au premier abord, et que cependant me semble expliquer la résistance particulière que ces employés acquièrent sous l'influence de la douche d'air vif qu'ils reçoivent et des variations très - fréquentes de température auxquelles leur corps s'accoutume. Je reviendrai plus loin avec quelques détails sur ce sujet.

Maladies des Organes digestifs.

Elles sont beaucoup plus nombreuses que chez la plupart des autres employés du service actif et des gares, en exceptant toutefois les hommes d'équipe. En effet, elles atteignent la moitié du personnel, et indépendamment des maladies les plus communes, telles que : embarras gastriques, irritations gastro-intestinales légères et, en général, passagères, un certain nombre de dyssenteries et de gastralgies, on remarque parmi elles : 13 cas de fièvre typhoïde, dont 1 a été mortel, spécialement chez les chauffeurs, 2 cas de choléra, dont 1 mortel ; enfin, quelques fièvres bilieuses. La plupart de ces maladies se sont montrées plus particulièrement sous l'influence, soit de la constitution médicale régnante, soit des écarts de régime et des imprudences commises, malgré les précautions que prend l'Administration dans le but de les prévenir. Ces employés, les mécaniciens surtout, qui reçoivent une haute paie, commettent rarement des excès de boissons alcooliques ; mais ils font en général très-bonne chère ; et quoique leur travail actif, la douche d'air fréquente qu'ils reçoivent, les excitent et favorisent leurs fonctions, et en particulier la digestion (ce que prouve l'embonpoint qu'ils acquièrent rapidement et conservent après quelque temps d'exercice), il n'en est pas moins vrai que cette bonne alimentation devient dans beaucoup de circonstances une première cause d'irritation intestinale. Une autre cause très-fréquente pendant les chaleurs de l'été réside dans l'abus des boissons froides. La soif est un des ennemis les plus terribles à vaincre pour les mécaniciens et chauffeurs, qui, exposés sur leur machine aux ardeurs du soleil, couverts de sueur, pressés par la soif et par le temps, se hâtent de se désaltérer aux tuyaux des pompes qui servent à renouveler l'eau de leur machine pendant le court arrêt que font les trains dans les principales stations, au lieu de se servir de la boisson hygiénique et tonique mise à la disposition de tous les employés pendant les grandes chaleurs de l'été. Je ne connais qu'un seul cas de gastralgie causé et entretenu par la trépidation de la machine qui ait contraint le mécanicien à changer de profession.

Maladies des Organes génito-urinaires.

Un peu plus fréquentes que chez les autres professions et consistant en un cas de néphrite simple, plusieurs cas d'hématurie et de dysurie sans gravité, et en un certain nombre de maladies vénériennes, gonorrhées, balanites, chancres rares.

Maladies des Articulations et des Muscles.

Elles atteignent environ $\frac{1}{4}$ du personnel, et sont par conséquent moins nombreuses que chez les autres employés du service actif, aussi fréquentes que chez les hommes d'équipe et les facteurs, plus communes que chez la plupart des ouvriers des ateliers. Ces maladies qui se partagent en proportions à peu près égales entre les mécaniciens et les chauffeurs, se composent en grande majorité de courbatures avec ou sans fièvre, de douleurs musculaires (de lumbagos surtout) et articulaires plus ou moins passagères; parmi celles-ci les rhumatismes aigus, très-rarement graves, se comptent au nombre de 27.

C'est sous l'influence des excès de température et des écarts de régime que ces diverses affections se montrent plus fréquentes. Les refroidissements arrivent chez ces employés moins souvent pendant qu'ils travaillent sur leur machine, que lorsque après en être descendus, ils ne prennent pas toutes les précautions nécessaires. Si ces maladies ne sont pas plus fréquentes et n'ont pas de conséquences plus graves, ils le doivent à l'habitude et à la force de résistance qu'ils acquièrent. D'ailleurs l'expérience leur apprend à adopter pendant la marche des vêtements appropriés à la saison, à la température des tunnels, vallées, etc., qu'ils ont à parcourir.

Maladies de la Peau.

Assez rares, $\frac{1}{21}$ chez les mécaniciens et chauffeurs. 1 cas de variole, 1 érysipèle, 4 urticaires, 4 prurigo, 1 érythème noueux, 8 eczémas des mains et d'autres parties du corps, 3 gales, 1 tache hépatique, 1 suette, chez un chauffeur, forment à peu près tout le contingent de ce groupe de maladies qui n'affectent pas un siége spécial. Cependant, l'exposition incessante des mains et du visage aux variations de température, à la chaleur du foyer, aux poussières, etc., pourraient faire penser que ces maladies doivent s'y montrer plus communes. Mais il est évident que, outre quelques précautions prises par les employés pour se préserver le visage et les mains contre la pluie, la grêle et le froid, la peau de ces parties, bronzée par le soleil, l'air vif, et en même temps recouverte par l'espèce d'enduit que forment les poussières mélangées aux corps gras des rouages de la machine, enduit protecteur comparable à la couche huileuse dont l'expérience a appris l'usage aux peuplades sauvages, se trouve pour ainsi dire à l'abri des influences de l'air et perd beaucoup de sa délicatesse. En somme, les maladies du tégument externe chez les mécaniciens et chauffeurs ne me semblent pas être ordinairement le résultat de leur profession, mais le plus souvent d'un état d'excitation de tout le système.

Fièvres essentielles.

Moins fréquentes que chez les employés de la Voie et chez les facteurs, elles ont atteint cependant $\frac{1}{9}$ du personnel et se sont montrées plus nombreuses que chez les autres employés du service actif des gares et des ateliers; ce qu'explique l'habitation ou le séjour des mécaniciens et chauffeurs dans certains dépôts de la ligne où les fièvres intermittentes sont endémiques. Ces fièvres affectant presque toujours le type intermittent tierce, n'ont entraîné l'état cachectique que dans une seule circonstance, celle de ce chauffeur que j'ai cité dans un autre travail, et qui, se trouvant repris de fièvre chaque fois que, monté sur sa machine, il stationnait à Montereau, dut renoncer à sa profession.

Maladies des Yeux.

Remarquables par leur rareté, puisqu'elles ne se montrent que sur $\frac{1}{15}$ du personnel, moins souvent par conséquent que chez les autres employés du service actif, les chefs de gare, et plusieurs professions des ateliers. Ces maladies, dont la cause la plus fréquente est l'introduction de corps étrangers entre les paupières, et rarement le refroidissement, sont un peu plus communes chez les chauffeurs et se composent en général de conjonctivites à divers degrés et peu graves, puis de quelques affections exceptionnelles telles que : 1 iritis chez un chauffeur, 1 ambliopie amaurotique et 1 fistule lacrymale chez des mécaniciens. Si ces maladies sont aussi rares, c'est, je le crois, parce que la douche d'air presque continuelle que recoivent les paupières et les yeux fortifie ces organes et les rend beaucoup moins sensibles, moins impressionnables, comme j'ai dit que cela avait lieu pour la peau.

Maladies chirurgicales des Vaisseaux.

Très peu nombreuses, $\frac{1}{60}$ elles ont consisté en varices des jambes et des vaisseaux hémorrhoïdaux. Je pense que si la station verticale prolongée ne produit pas plus souvent les varices chez les mécaniciens et chauffeurs, c'est que cette station s'accompagne d'un mouvement fibrillaire continuel, déterminé par la trépidation de la machine, mouvement qui accélère plutôt qu'il ne gêne la circulation des extrémités inférieures.

Maladies des Glandes et Ganglions lymphatiques.

Très-rares et sans importance chez ces hommes, la plupart pléthoriques.

Lésions traumatiques des Articulations et des Muscles.

Remarquables par leur rareté relative, $\frac{1}{15}$ du personnel, chez des hommes qui se livrent souvent à des efforts violents, surtout au moment où ils arrêtent ou renversent le mouvement de la machine. La plupart de ces lésions se composent d'entorses, de diastases, de distensions ou déchirures de fibres musculaires, peu graves en général ; puis on trouve encore parmi elles 2 luxations, 1 de l'extrémité scapulaire de la clavicule, 1 du doigt annulaire chez des chauffeurs.

Lésions traumatiques des Tissus externes.

Elles ne sont pas relativement très-communes, $\frac{1}{5}$, et sont inférieures en nombre à celles des chefs de train et conducteurs, des hommes d'équipe et de beaucoup d'ouvriers des ateliers. La plupart consistent en contusions et plaies contuses peu dangereuses, et on ne trouve parmi elles qu'une vingtaine de brûlures d'un peu d'importance, occasionnées par le contact des tubes bouilloirs, de la vapeur, etc. . .

Lésions traumatiques des Os.

Elles sont plus rares ($\frac{1}{78}$) que chez les graisseurs, les facteurs, beaucoup d'ouvriers des ateliers, et se décomposent en : 2 fractures du bras et de l'avant-bras, 2 fractures de jambe, 1 fracture de côte, 1 fracture du doigt indicateur chez des mécaniciens, enfin 2 fractures du crâne dont 1 suivie de mort chez des chauffeurs.

Un mécanicien est mort écrasé entre deux tampons de locomotives. Ces divers accidents, comme on le voit, sont assez rares chez des hommes sans cesse exposés aux périls du voyage, aux chocs, aux chutes, etc., etc.

Lésions traumatiques des Organes génito-urinaires.

Elles se rapportent à des orchites traumatiques, 1 fistule urinaire chez un chauffeur, 2 ou 3 varicocèles volumineux ; rien autre à noter, si ce n'est la disposition rare à ces affections, qui n'atteignent que $\frac{1}{60}$ du personnel et sont plus rares que chez les graisseurs et les facteurs.

Abcès et Épanchements.

Plus fréquents que chez les employés des gares; leur proportion, qui est de $\frac{1}{11}$, est moins élevée que chez les laveurs, certains ouvriers des ateliers et les chefs de train et conducteurs. Beaucoup de furoncles, quelques panaris et abcès des gencives et sous-épidermiques des mains, quelques abcès ganglionnaires et anthrax, composent ces maladies qui, je le crois, se développent souvent sous l'influence d'un état général d'irritation des voies digestives.

Hernies.

Très-rares, presque toutes inguinales, une seule crurale.

Je n'ajouterai que peu de mots touchant les chauffeurs des machines fixes et les chauffeurs de nuit, peu nombreux comme on l'a vu. Les premiers, habitant toujours des lieux bas, près des rivières, et exposés à la buée que développe dans certains cas le foyer de leur machine, ont une assez forte part dans les douleurs arthritiques et rhumatismales. L'un d'eux, indiqué plus haut, est mort de pneumonie. Les seconds présentent en particulier des angines, des bronchites et des irritations intestinales, contractées dans l'exercice de leur profession, qui les oblige à stationner la nuit près des machines de réserve dont ils sont chargés d'entretenir le feu.

En résumé, chez les mécaniciens et chauffeurs : proportion générale des maladies au-dessous de la moyenne ; fréquence des maladies des organes digestifs, des articulations et des muscles ; fréquence modérée des fièvres intermittentes, des lésions des tissus externes et des abcès ; rareté singulière des maladies des organes respiratoires (et surtout de leurs formes graves), de celles de la peau, des yeux, des vaisseaux et des os ; aucune maladie que l'on puisse regarder comme spéciale à la profession.

L'examen détaillé que je viens de faire des maladies qui ont atteint les mécaniciens et chauffeurs pourrait me dispenser de discuter la valeur des opinions qui ont été émises sur le même sujet par deux médecins honorablement connus, les docteurs Duchesne et de Martinet ; mais la publicité qui a été donnée à leurs recherches m'engage à leur faire les objections que me fournit mon expérience en pareille matière.

On a avancé, par exemple, que les changements très-fréquents et brusques de température que subissent les mécaniciens et chauffeurs pendant la marche des locomotives sont des causes de maladies, et on a invoqué le témoignage du thermomètre pour mieux les faire apprécier. Ces extrêmes de température sont en effet très-fréquents et souvent même beaucoup plus considérables qu'on ne l'a dit. Quelle influence fâcheuse exercent-ils donc sur les fonctions ?

Il est un fait que je dois d'abord établir, c'est que la circulation, l'innervation, la digestion, la respiration, sont en général stimulées par le travail sur les locomotives. Si les mécaniciens et chauffeurs ne sont pas à l'abri des maladies des organes qui servent à ces fonctions, je rappellerai que la plupart de ces maladies présentent presque toutes une fréquence modérée. Ainsi, celles de la circulation n'ont guère offert que des cas de pléthore, conséquence naturelle de la stimulation dont j'ai parlé. Les maladies du cerveau sont rares, malgré l'exposition à une vive chaleur ou à un froid encore plus piquant. Les névralgies elles-mêmes, qui se confondent avec les affections rhumatismales, ont paru moins nombreuses que dans beaucoup d'autres professions, n'ont pas offert de gravité, de siége ou de formes spéciales, et n'ont semblé une conséquence nécessaire ni de la position des hommes sur les locomotives (position qui varie selon les nécessités), ni, par conséquent, de leur profession elle-même.

J'ai donné les raisons de la fréquence des maladies intestinales chez les mécaniciens et chauffeurs ; je n'y reviendrai pas ; mais je ferai observer que l'influence générale du service des locomotives sur les fonctions digestives est telle que tous les hommes qui les montent voient, s'ils n'ont pas d'affections organiques, leur force et leur embonpoint s'accroître sensiblement au bout de peu de mois de service. Ce fait, que le docteur Duchesne a noté avec raison, a été remarqué depuis qu'il existe des machines locomotives et des mécaniciens. J'ai à peine besoin d'ajouter que la vigueur des fonctions génératrices est la conséquence naturelle de cet état de force.

Quant aux fonctions respiratoires, il me suffira de rappeler la rareté remarquable, et pour ainsi dire excessive, des maladies graves de la poitrine, pour compléter les objections qui s'élèvent contre les opinions que l'on s'est formées de l'influence que peuvent exercer sur les principales fonctions les changements variés et brusques de température que supportent les mécaniciens et chauffeurs.

L'un des auteurs que j'ai cités attribue à l'inspiration des gaz acide carbonique et oxyde de carbone qui s'échappent du foyer une lésion du système nerveux, l'amaigrissement, le développement de convulsions, d'accidents nerveux, et un affaiblissement de l'intelligence. Non-seulement cette lésion et ces accidents sont contraires aux faits observés, mais l'inspiration supposée des gaz pendant la marche est impossible, car ils s'échappent, non pas du foyer, mais de la cheminée, et ne peuvent descendre jusqu'aux mécaniciens qu'en faible quantité, et, en tous cas, mélangés avec une forte proportion d'air respirable.

Il est de même impossible d'attribuer la gêne de la respiration à la trombe d'air qui vient frapper les mécaniciens pendant la marche : l'effet général de cette trombe est comparable, non pas, comme on le croit, au courant partiel d'air vif que l'on reçoit en passant la tête à travers la portière d'un wagon, mais à l'effet produit par une de ces douches générales d'eau froide dont on fait usage en hydrothérapie et dont on obtient des résultats si puissants et si avantageux comme toniques.

J'ajoute d'ailleurs que les hommes frappés par cette douche d'air sont toujours en action sur leur machine, et que l'habitude qu'ils contractent de la recevoir les durcit contre ses effets, qu'ils ne ressentent véritablement un peu qu'au moment du repos. Quant aux moyens que l'on conseille contre les effets, soit de la douche d'air, soit des gaz nuisibles, soit du froid, de la pluie, des poussières, etc., l'un d'eux, l'écran vitré de la machine Crampton, est déjà mis en usage sur beaucoup de locomotives, mais son utilité ne paraît pas également appréciée par tous. Ainsi, s'il préserve assez bien le visage contre la pluie, la neige ou la grêle (et c'est à peu près le seul avantage qu'on lui attribue), ses vitres se salissent, gênent la vue, et d'ailleurs sa disposition est telle qu'il brise le courant d'air, lequel forme derrière lui un remous violent, bien connu sur les chemins de fer, et comparable à celui que produit l'eau d'un torrent derrière le pilier d'un pont. Ce remous agite les vêtements et soulève une poussière abondante qui pénètre dans les yeux, les fosses nasales et la bouche. Les bons mécaniciens préfèrent se passer d'écran et se contenter de la visière de leur casquette. La galerie vitrée ou le treillage métallique couvrant la plate-forme, dont on conseille aussi l'emploi, produirait plus d'accidents que d'avantages, soit en gênant la marche de la machine et les mouvements des ouvriers, soit en permettant aux gaz délétères de s'échapper du foyer au moment du ralentissement de la marche, ce qui pourrait produire l'asphyxie, ainsi que cela a été observé sur le chemin de fer d'Orléans pendant l'essai d'un appareil semblable.

Je reviens à l'influence du travail des locomotives sur les autres fonctions.

L'ouïe, a-t-on dit, se perd ou s'altère surtout par l'usage répété du sifflet. J'avoue que, malgré mes investigations sur ce sujet, je n'ai pu recueillir l'aveu d'un affaiblissement sensible de l'ouïe que chez des sujets dont l'âge pouvait en donner une explication naturelle. Cette fonction n'éprouve un trouble notable qu'au moment où les mécaniciens descendent de leur machine et après un voyage pénible par les temps brumeux.

La vue diminue-t-elle sensiblement, comme on le prétend encore? Oui, mais seulement après de longues années de service, ainsi que cela s'observe dans toutes les professions, et surtout sous l'influence de l'âge et des maladies. J'ai déjà dit comment les yeux s'habituent aux effets du vent, des influences atmosphériques, des poussières; il en est de même pour la vue quant à la lumière du soleil, du sol, du foyer, quant à l'obscurité des tunnels, aux distances, etc.

L'observation faite sur l'odorat, qui, dit-on, se développe chez les mécaniciens et chauffeurs, n'offre rien de spécial, car elle peut s'appliquer tout aussi bien à l'ouïe et à la vue. La stimulation que détermine le travail sur les locomotives, en produisant, ainsi que je l'ai déjà dit, une activité considérable dans les principales fonctions, ne peut manquer d'amener une stimulation analogue dans les fonctions sensoriales, lesquelles acquièrent ou conservent le degré de perfection dont elles ont besoin pour le service des mécaniciens. Ceux-ci, en effet, doivent entendre facilement si les diverses parties du mécanisme en mouvement n'éprouvent pas un frottement trop dur, si leur jeu est régulier ; ils doivent pouvoir distinguer au loin les courbes de la voie, les numéros kilométriques indiquant un changement de marche, les obstacles qui peuvent se présenter, etc. Il faut enfin qu'ils sachent percevoir, d'après les odeurs qui émanent du foyer ou des rouages, si le feu est trop faible ou trop fort, si le frottement n'est pas trop actif ou trop rude entre certaines parties du mécanisme qui peuvent se brûler. De l'attention des mécaniciens dépendent donc, non-seulement leur intérêt pécuniaire, mais leur santé et quelquefois leur vie.

Que doit-on penser actuellement d'une maladie particulière à laquelle on a donné le nom de maladie des mécaniciens et chauffeurs, et qui consisterait en : « Douleurs rhumatismales principalement dans la « partie droite du corps, douleurs sourdes continues, « persistantes, accompagnées d'un sentiment de fai-

« blesse et d'engourdissement remarquables dans la
« continuité des os des membres inférieurs et dans
« les articulations femoro-tibiales et tibio-tarsien-
« nes, douleurs arrivant au bout d'un certain nom-
« bre d'années de service, augmentant avec elles, et
« finissant par rendre tout travail impossible sur les
« locomotives ? »

J'ai interrogé sur ce sujet bon nombre de mécaniciens qui comptent de dix à vingt et même vingt et un ans de service sur les locomotives.

Tous, en effet, accusent une fatigue plus ou moins grande dans les extrémités inférieures lorsqu'ils descendent de leur machine; mais, excepté dans les moments de presse, j'ai trouvé rarement chez eux cette fatigue poussée jusqu'à la douleur, et elle ne m'a paru différer en rien de celle qu'éprouve tout ouvrier qui exerce depuis de longues années une profession où la station verticale joue un rôle important.

C'est ainsi que les marins, après un séjour long et pénible sur les navires, éprouvent de la fatigue dans les extrémités inférieures, et acquièrent une certaine allure dans la marche. C'est bien le mouvement de trépidation des machines locomotives qui fatigue les extrémités inférieures; mais le mécanicien en atténue instinctivement les effets. Voyez-le sur sa machine : son jarret est légèrement fléchi, de manière à rompre l'effet du choc vertical; de plus il est rarement immobile : il marche sur place, se dandine, prend enfin diverses allures selon la nécessité et les sensations variées qu'il éprouve; car, je l'ai déjà dit, tous ses sens, toute son attention sont en éveil, et, malgré l'habitude, il met toujours dans la conduite de sa locomotive une action presque comparable à celle d'un cavalier cherchant à stimuler ou à maîtriser son coursier.

Les muscles de la cuisse et de la jambe, de même que leurs articulations, sont donc en action presque constante pendant la marche; mais cette fatigue est bien diminuée par l'habitude et par le repos suffisamment prolongé dont elle est toujours suivie. De telle sorte que son influence ne me paraît pas plus prononcée, dans la profession de mécanicien, que dans beaucoup d'autres que je pourrais citer. Si quelques mécaniciens sont très-fatigués ou malades après un certain nombre d'années de service, c'est d'abord à l'âge, puis à leur genre de vie très-excitant, qu'il faut l'attribuer, plutôt qu'à une maladie spéciale.

Ceci me conduit naturellement à examiner une dernière opinion émise sur les prétendus excès de travail auxquels seraient soumis les mécaniciens et chauffeurs.

On a parlé, surtout, du nombre de kilomètres parcourus en un jour, et on l'a exagéré en le portant à 350. A la Compagnie de Lyon, les mécaniciens et chauffeurs des trains express ne font, en général, en vingt-quatre heures que 160 et quelques kilomètres (5050 par mois); aux Compagnies d'Orléans, de l'Est et de l'Ouest, la proportion est à peu près la même. Mais ce n'est pas le plus ou moins grand nombre de kilomètres parcourus en 24 heures qui produit le plus ou moins de fatigue; celle-ci est relativement moindre pour les mécaniciens des trains express, qui franchissent le plus de kilomètres dans le plus court espace de temps, que pour ceux des trains omnibus ou de la petite vitesse, qui exigent une présence plus longue sur la locomotive. D'ailleurs, le service des mécaniciens et chauffeurs est, sur le chemin de fer de Lyon comme sur la plupart des autres, divisé de telle sorte, que plusieurs heures et même plusieurs jours de repos succèdent au travail, soit en marche, soit dans les dépôts : ainsi, à la Compagnie de Lyon, comme à l'Orléans, à l'Est et à l'Ouest, la durée moyenne du temps de travail, sur 24 heures, n'est que de 10 heures de marche, dont 2 de station dans les gares. Si c'était là un travail excessif, les maladies et l'expérience l'auraient depuis longtemps démontré.

En résumé, la santé des mécaniciens et chauffeurs est relativement meilleure que celle d'une foule d'autres employés ou ouvriers de chemins de fer, chez lesquels, aussi, les accidents graves présentent un rapport plus élevé. Les relevés des maladies et le chiffre restreint et significatif des décès en fournissent des preuves suffisantes. Ni mes collègues de la ligne de Lyon, ni moi, ni quelques confrères des autres chemins de fer que j'ai questionnés, nous n'avons jamais reconnu chez les mécaniciens et chauffeurs aucune maladie qui puisse être considérée comme spéciale à leur profession. La haute paie que ces employés reçoivent, le travail modéré qu'on leur impose, la sollicitude dont l'administration les entoure, rendent leur existence plus heureuse que celle de beaucoup d'autres.

Graisseurs.

Ces ouvriers peu nombreux, jeunes et alertes, sont tirés de diverses professions, mais souvent de celles qui s'exercent dans les ateliers et les dépôts. Leurs fonctions, qui consistent à marcher avec les trains pour garnir de graisse les boîtes des essieux de wagons pendant le court arrêt qu'ils font dans les gares, exige de la rapidité dans les mouvements. Chez eux, les maladies en général ont été plus nombreuses que chez les autres employés du service actif et des gares; leur fréquence a encore été remarquée pendant les deux dernières périodes plutôt que pendant la première.

Maladies du Cerveau et du système nerveux.

Rares, quelques cas de névralgies, 1 congestion cérébrale légère.

Maladies des Organes respiratoires.

Elles ont atteint $\frac{1}{3}$ du personnel, ont donc été aussi fréquentes que chez les hommes d'équipe, et plus fréquentes que chez les autres employés du service actif et des gares. Elles ont paru chez les graisseurs pendant toutes les saisons indistinctement, et ont fourni, outre des angines et des bronchites, 1 cas d'asthme bronchique, 1 pneumonie, 1 bronchite capillaire et 3 phthisies. L'exposition aux vicissitudes atmosphériques, l'oubli des précautions nécessaires dans les moments de repos qui suivent le travail, l'irrégularité du régime, sont les causes de la fréquence de ces maladies chez eux.

Maladies des Organes digestifs.

Proportion modérée, $\frac{1}{37}$, égale à celle des chefs de train et conducteurs, et moindre que celle des mécaniciens, chauffeurs et hommes d'équipe des gares; ces maladies présentent en particulier : 1 cas de choléra suivi de mort et 4 fièvres typhoïdes dont une également terminée par la mort. Pour ces maladies se présentent les mêmes observations qui ont été faites au sujet des chefs de train et conducteurs.

Maladies des Articulations et des Muscles.

Même fréquence relative, $\frac{1}{3}$, égale à celle des chefs de train et conducteurs, mais supérieure à celle des mécaniciens et chauffeurs, des facteurs, hommes d'équipe et chefs de gare. On distingue parmi elles, 5 affections rhumatismales peu graves. L'exposition déjà signalée de ces hommes aux refroidissements, donne la raison de la fréquence de ces maladies.

Maladies de la Peau.

Rares et sans importance.

Fièvres essentielles.

Ne s'observant guère que chez les graisseurs attachés au dépôt de Montereau.

Cas rares de maladies des yeux, des oreilles, des glandes.

Lésions traumatiques des Articulations et des Muscles.

Rares aussi; composées surtout d'entorses, et d'une luxation de l'articulation huméro-cubitale, suite de chutes et d'efforts.

Lésions des Tissus externes.

Rares, $\frac{1}{7}$, bien moins fréquentes que chez les autres employés du service actif.

Lésions traumatiques des Os.

Elles comprennent 2 fractures de côtes, qui ont

eu lieu dans des chocs de train et dans des chutes.

Lésions traumatiques des Organes génito-urinaires.

Moins fréquentes que chez les facteurs et mécaniciens.

Abcès rares. Point de hernies.

Chez les graisseurs, il y a donc eu fréquence notable des maladies des organes respiratoires et des articulations et des muscles ; celles des organes digestifs n'ont présenté qu'une fréquence modérée, et toutes les autres maladies ou lésions ont été relativement rares.

SERVICE DU MATÉRIEL DE LA TRACTION.

ATELIERS DE MACHINES ET DE CARROSSERIE.

La Compagnie du chemin de fer de Paris à Lyon possède plusieurs ateliers importants à Bercy et à Dijon, indépendamment des petits ateliers de réparation qui existent dans les principaux dépôts de machines le long de la ligne.

A Bercy, les grands ateliers de construction et de réparation des machines et des wagons, fourgons, etc., avec les vastes magasins de matériel qui en dépendent, sont construits sur d'immenses terrains, anciens marais de culture qui, depuis le début de l'exploitation, se sont considérablement assainis. A Dijon, les ateliers de machines moins importants sont situés près de la gare, sur un sol rocheux et sec. Tous ces batiments ont des voûtes élevées, le sol y a été rendu sec, ils sont largement ventilés, et les puissantes machines à vapeur qui font mouvoir tous les appareils, les béliers, les tours, les machines à raboter, à mortaiser, etc., etc., sont ainsi que tous les engrenages en général, entourés de galeries protectrices en tôle, afin d'éviter les accidents; aussi, ceux-ci sont-ils devenus extrêmement rares. Beaucoup d'autres précautions ont encore été prises et seront indiquées plus loin.

Le personnel des ateliers de la Compagnie a été singulièrement épuré depuis quelques années; composé actuellement d'hommes de choix, bons ouvriers, pères de famille pour la plupart, et convenablement rétribués, il offre rarement des exemples d'inconduite; comme dans tous les ateliers, le travail dure douze heures, compris celles des repas.

PREMIÈRE SÉRIE.

Monteurs et Ajusteurs.

Ouvriers qui perfectionnent, ajustent et montent les différentes pièces des machines locomotives.

Tourneurs, Raboteurs, Taraudeurs, Mortaiseurs, Riveurs.

Qui travaillent et modèlent le fer, l'acier et le cuivre, les premiers à la main, les autres à l'aide de machines spéciales.

Outilleurs.

Chargés de la confection, de la réparation et de l'affutage des outils employés par tous les ouvriers.

Chaudronniers et Tenderiers.

Travaillant le cuivre et la tôle pour la construction des chaudières, des tubes et des tenders des machines locomotives.

Le premier groupe d'ouvriers désignés ci-dessus est le plus nombreux, et, comme l'indiquent les chiffres du tableau comparatif, la proportion générale des maladies de ces diverses professions, et surtout des deux dernières, a été supérieure à la plupart de celles qui ont été déjà étudiées. Voici ce que ces maladies présentent de spécial pour chacune d'elles.

Maladies du Cerveau et du Système nerveux.

Relativement plus nombreuses chez les chaudronniers et tenderiers que chez les monteurs et ajusteurs, et surtout chez les tourneurs, raboteurs, etc. On ne remarque parmi elles que 3 congestions cérébrales et 1 encéphalite chez les monteurs et ajusteurs; 1 congestion cérébrale chez les tourneurs. Le reste se compose de névralgies de toutes sortes en nombre peu élevé.

Maladies du Cœur et du Système circulatoire.

Très-rares. 2 anévrismes, dont 1 de la crosse de l'aorte et mortel chez un ajusteur; quelques cas de pléthore et de palpitations chez les monteurs et tourneurs.

Maladies des Organes respiratoires.

En nombre un peu supérieur chez les monteurs et ajusteurs, $\frac{1}{3}$; tourneurs, raboteurs, etc., $\frac{2}{5}$; moins élevé chez les chaudronniers et tenderiers, $\frac{2}{7}$. Parmi ces maladies on trouve : 3 pleuro-pneumonies, 1 asthme et 4 phthisies dont 3 terminées par la mort, chez des monteurs et ajusteurs; 1 pleurésie, 2 phthisies, 1 œdème de la glotte chez les tourneurs; 1 pleuro-pneumonie et 1 catarrhe pulmonaire chronique chez les chaudronniers, maladies contractées souvent en dehors des travaux par défaut de précautions, etc., etc.

Maladies des Organes digestifs.

En général très-nombreuses, atteignant les $\frac{3}{4}$ du personnel chez les chaudronniers et tenderiers ; la $\frac{1}{2}$ chez les monteurs, ajusteurs, tourneurs, raboteurs, outilleurs. Cette fréquence dépend non-seulement des causes ordinaires, alimentation irrégulière , refroidissement, influences climatériques, mais en partie, je crois, du genre de travail qui favorise chez ces ouvriers l'absorption des particules métalliques de toute sorte, des oxides, entre autres, dont la poussière s'élève pendant le grattage, le limage, la réparation, enfin, des machines, Parmi ces maladies, on remarque : chez les monteurs, 3 coliques de cuivre, 6 fièvres typhoïdes , dont une mortelle, 1 choléra mortel ; chez les tourneurs, etc. : deux fièvres typhoïdes, 1 colique de plomb ; chez les chaudronniers et tenderiers, 1 fièvre typhoïde, 2 fièvres bilieuses, 2 coliques de cuivre. J'omets à dessein les diarrhées et embarras gastriques très-nombreux, etc.

Maladies des Organes génito-urinaires.

Une cystite chez un tourneur, 1 albuminurie chez un monteur.

Maladies des Articulations et des Muscles.

Assez nombreuses $\frac{1}{5}$ chez les chaudronniers et les tenderiers ; plus rares chez les tourneurs, monteurs, etc. On remarque chez les monteurs, etc., 10 rhumatismes plus ou moins graves ; chez les tourneurs, etc., 4 idem ; chez les chaudronniers, 5 idem, et 1 arthrite rhumatismale ; la plupart résultant du refroidissement après le travail.

Maladies de la Peau.

Assez rares, mais plus communes, chez les tourneurs, outilleurs, etc., que dans les autres professions indiquées. On trouve parmi elles quelques varioles, varioloïdes, rougeoles, eczémas, prurigo, etc.

Fièvres essentielles.

Peu nombreuses et ne se montrant que chez les monteurs et ajusteurs des dépôts de la ligne situés dans les pays où ces fièvres sont endémiques.

Maladies des Yeux.

Plus fréquentes que chez tous les autres employés et ouvriers ; atteignant chez les tourneurs, raboteurs, outilleurs $\frac{1}{6}$, puis chez les monteurs et chaudronniers $\frac{1}{8}$. Elles sont presque toutes le résultat de causes traumatiques, de l'introduction de corps étrangers, poussières ou éclats de métaux sous les paupières, dans la sclérotique, la cornée, etc. On remarque, outre des conjonctivites nombreuses chez tous : monteurs, 4 kératites ulcéreuses et 1 iritis ; tourneurs, 1 iritis, 1 hernie de l'iris, etc., 2 kératites ; chaudronniers, 1 amaurose.

Lésions des Articulations et des Muscles.

Peu communes, et moins chez les monteurs que chez les tourneurs, etc., et chaudronniers, quoique les premiers se livrent à des mouvements plus variés que les autres. Maladies spéciales : monteurs, 2 diastases articulaires, 1 hydarthrose du genou, 1 coxalgie, suites de chutes ; tourneurs, 1 luxation du bras.

Lésions des Tissus externes.

Nombreuses ; s'élevant à $\frac{1}{3}$ du personnel pour les monteurs et chaudronniers, à $\frac{2}{5}$ pour les tourneurs, raboteurs, etc. ; elles se sont présentées sous toutesles formes et à tous les degrés de gravité, atteignant toujours plusspécialement les mains, les pieds, les bras ou les jambes. On trouve aussi un certain nombre de brûlures chez des monteurs.

Lésions des Os.

Rares, mais relativement plus communes chez les tourneurs, etc., $\frac{1}{26}$, que chez les monteurs, $\frac{2}{43}$. On trouve 3 fractures de bras, 2 de jambes chez 3 monteurs, 1 tourneur et 1 chaudronnier ; 5 fractures des doigts indicateur, annulaire et medius chez des monteurs et ajusteurs ; 1 exostose du tibia chez un ajusteur : lésions produites par le choc de différentes pièces, très-rarement par les engrenages, quelquefois par des chutes.

Abcès et Épanchements.

Furoncles, abcès des gencives, des glandes, etc., plus nombreux chez les tourneurs, $\frac{1}{6}$, que chez les monteurs et ajusteurs ; 1 anthrax chez un chaudronnier.

Hernies.

Toutes inguinales, et les plus nombreuses de toutes chez les tourneurs qui gardent longtemps la position verticale et font des efforts sur place.

On remarque donc chez les ouvriers de cette première série : un nombre généralement élevé des maladies des organes digestifs, puis des lésions des tis-

4

sus externes et des yeux ; une fréquence moyenne des maladies des articulations et des muscles, enfin la rareté des maladies de la peau et des autres organes. Les coliques métalliques peuvent être considérées comme des maladies spéciales à ces divers ouvriers.

DEUXIÈME SÉRIE.

1° Forgerons et Frappeurs; 2° Serruriers et Ferreurs; 3° Ferblantiers, Zingueurs, Lampistes.

Les deux derniers groupes d'ouvriers, beaucoup moins nombreux que le premier, appartiennent, ainsi que les groupes suivants, aux ateliers de la carrosserie, et ont fourni, le troisième surtout, un chiffre proportionnel de maladies supérieur à tous les précédents.

Maladies du Cerveau et du Système nerveux.

Assez rares ; les ferblantiers-lampistes présentent comme maladie remarquable une commotion cérébrale ; les forgerons et serruriers, chacun 1 congestion cérébrale pendant l'été ; maladies plus rares qu'on ne pourrait le croire chez les forgerons exposés à l'ardeur du foyer.

Maladies des Organes respiratoires.

Relativement plus fréquentes chez les ferblantiers-lampistes, $\frac{1}{2}$, que chez les forgerons, $\frac{1}{4}$, et surtout que chez les serruriers, $\frac{1}{5}$. Maladies à noter : 1 pleurésie et 1 phthisie chez les premiers ; 1 pleurésie, 1 catarrhe pulmonaire chronique et 2 pneumonies chez les seconds. Comme causes : refroidissements à la suite du travail, surtout chez les forgerons et frappeurs.

Maladies des Organes digestifs.

La proportion de ces maladies est presque du

double des précédentes pour chacun des groupes étudiés. Ainsi, ferblantiers-lampistes, $\frac{3}{4}$ du personnel : maladies remarquables : 1 fièvre typhoïde et 1 choléra mortels ; forgerons-frappeurs, $\frac{1}{2}$; 1 fièvre typhoïde et 1 choléra, tous deux également mortels ; serruriers et ferreurs, $\frac{1}{5}$: 2 hématémèses, 1 fièvre typhoïde mortelle. L'alimentation irrégulière ou incomplète, les excès, les refroidissements, sont les principales causes de ces maladies.

Maladies des Organes génito-urinaires.

Rares. Forgerons, 1 cystite ; serruriers, 1 albuminurie et 1 hématurie ; ferblantiers-lampistes, 1 néphrite, 1 maladie vénérienne.

Maladies des Articulations et des Muscles.

Nombreuses relativement, surtout chez les ferblantiers, $\frac{1}{2}$, qui ont eu un rhumatisme aigu ; moins chez les forgerons et serruriers, $\frac{1}{5}$, qui ont présenté chacun 5 rhumatismes pendant l'hiver.

Maladies de la Peau.

Plus communes chez les forgerons et frappeurs, $\frac{1}{7}$, que chez toutes les autres professions; elles ont consisté principalement chez eux en eczémas, prurigos, plusieurs cas de gale, et ont sans doute leur cause principale dans l'exposition du visage et des mains au feu de la forge. On trouve encore quelques cas de suette miliaire chez les ouvriers qui travaillaient dans les ateliers et dépôts situés entre Sens et Châlons, où cette maladie a sévi en 1854.

Maladies des Yeux.

Peu communes ; en général par corps étrangers.

Ordre de fréquence : ferblantiers-lampistes, serruriers, forgerons.

Maladies des Vaisseaux.

Quelques varices des jambes et des vaisseaux hémorrhoïdaux chez les forgerons, surtout à cause des efforts sur place.

Lésions traumatiques des Articulations et des Muscles.

Plus communes chez les forgerons, $\frac{1}{9}$, que chez toutes les autres professions ; consistant surtout en entorses, dont quelques-unes du poignet On trouve encore une luxation du coude chez un serrurier.

Lésions des Tissus externes.

Assez nombreuses, mais n'offrant rien de remarquable. Proportions : ferblantiers-lampistes, $\frac{1}{2}$; serruriers, $\frac{1}{5}$; forgerons, $\frac{1}{4}$. Ces derniers n'offrent que sept cas de brûlures graves.

Lésions traumatiques des Os.

Deux fractures de bras et de jambe chez les serruriers, 1 exostose de la jambe chez un frappeur.

Abcès et Épanchements.

Rares. Plus fréquents chez les forgerons et frappeurs. Parmi eux 1 abcès suivi de fistule à l'anus ; 1 abcès froid chez un serrurier.

Hernies.

Inguinales relativement assez nombreuses chez les forgerons et frappeurs, $\frac{1}{32}$; beaucoup moins chez les autres.

Ainsi, chez les ouvriers de cette série on trouve : fréquence chez tous des maladies des organes digestifs ; de celles de la peau chez les forgerons, tourneurs, etc. ; fréquence moyenne des maladies des organes respiratoires, des lésions des tissus externes, des maladies des articulations et des muscles (dont cependant les lésions traumatiques sont les plus nombreuses chez les forgerons et frappeurs) ; rareté des maladies du cerveau, des yeux, et des abcès : les premières, cependant, plus nombreuses chez les ferblantiers-lampistes et les serruriers ; les dernières, ainsi que les varices et les hernies, plus fréquentes chez les forgerons.

TROISIÈME SÉRIE.

1° Menuisiers, Ébénistes, Charrons, Charpentiers; 2° Selliers et Tapissiers ; 3° Peintres, Ponceurs, Broyeurs.

Le premier de ces groupes, beaucoup plus nombreux que les deux autres, est aussi celui qui fournit la proportion la plus élevée de maladies. Cette proportion reste cependant inférieure à celle des monteurs, chaudronniers, tourneurs et ferblantiers-lampistes. La fréquence générale des maladies a été remarquable pour les deux premiers groupes pendant la première période, et pour le troisième pendant les deux dernières.

Maladies du Cerveau et du Système nerveux.

Rares chez tous. Outre les névralgies, qui ont dominé, on remarque 3 congestions cérébrales chez les menuisiers, 1 chez les selliers, 1 encéphalite mortelle chez les peintres. Ces derniers éprouvent parfois, lorsqu'ils font usage des essences, des douleurs nerveuses et des tremblements musculaires, qui doivent être rapportés à ce groupe de maladies.

Maladies des Organes respiratoires.

Plus nombreuses chez les peintres, $\frac{1}{5}$, que chez les autres groupes; elles n'ont pas offert de maladies bien importantes ou spéciales à noter.

Maladies des Organes digestifs.

Relativement très-fréquentes, $\frac{3}{4}$, chez les menuisiers, qui ont eu comme maladies particulières, 1 fièvre typhoïde et 2 choléras en 1854, tous trois mortels, et quelques dyssenteries. Ce groupe de maladies a présenté des cas un peu moins nombreux, $\frac{1}{2}$, chez les peintres, chez lesquels la colique saturnine se montre très-rarement depuis la substitution du blanc de zinc au blanc de plomb, et par suite de la précaution que l'on prend de faire usage de couleurs de plomb toutes préparées, lorsque celles-ci sont indispensables. Une cause plus fréquente des coliques ou dérangements intestinaux chez eux, paraît être l'emploi des essences et des vernis dans des ateliers qui doivent rester clos et chauffés pendant l'opération. Chez les selliers et tapissiers, les maladies intestinales ont été assez rares et n'ont eu de remarquable que quelques dyssenteries.

Maladies des Articulations et des Muscles.

Moins fréquentes que dans d'autres professions déjà étudiées: menuisiers, $\frac{1}{4}$; peintres, $\frac{1}{5}$; 3 rhumatismes aigus, douleurs nerveuses arthritiques et musculaires, pendant l'usage des essences.

Maladies de la Peau.

Rares; mêmes proportions chez les menuisiers que chez les peintres. 1 acné, 1 zona, 1 ecthyma chez les premiers, 1 variole chez un peintre.

Fièvres essentielles.

Un certain nombre de cas (proportion, $\frac{1}{6}$) chez les menuisiers, et parmi elles 1 fièvre pernicieuse guérie.

Maladies des Yeux.

Rares; n'ont été observées que chez les menuisiers; parmi elles, 1 kératite.

Maladies des Vaisseaux.

Varices, surtout chez les menuisiers.

Lésions des Tissus externes.

Plus fréquentes chez les menuisiers, $\frac{1}{4}$, que chez les peintres, $\frac{1}{7}$, et surtout que chez les selliers, $\frac{1}{10}$.

Lésions des Os.

1 fracture de la jambe chez un menuisier, 1 fracture du tibia et 1 fracture de la colonne vertébrale, mortelle, chez les peintres; suites de chutes.

Abcès.

Plus fréquents chez les menuisiers, $\frac{1}{8}$, que chez les peintres, $\frac{1}{11}$.

Hernies.

3 chez les menuisiers seulement.

Les autres groupes de maladies n'ont rien offert de spécial.

Ainsi, chez les ouvriers de cette 3me série, on voit dominer : les maladies des organes digestifs (en grande majorité chez les menuisiers), les lésions des tissus externes et les abcès; les maladies des organes respiratoires, des articulations et des muscles, ont une fréquence moyenne; celles du cerveau et du sytème nerveux, les fièvres intermittentes, les maladies de la peau, celles des yeux et des vaisseaux (varices), plus nombreuses chez les menuisiers, n'offrent qu'un chiffre peu élevé; les autres maladies sont encore plus rares. Les douleurs nerveuses et musculaires des peintres peuvent seules être considérées comme des maladies spéciales, avec la colique saturnine.

QUATRIÈME SÉRIE.

1° *Laveurs et nettoyeurs*. Les premiers lavent et nettoient les wagons de voyageurs, les seconds nettoient les diverses pièces des machines locomotives rentrant au dépôt.

2° *Coketiers*, dont l'emploi consiste à charger et décharger le coke et autres combustibles dans les chantiers et sur les tenders des locomotives.

3° *Manœuvres et hommes d'équipe des ateliers et magasins*, employés à toute espèce de travaux accessoires.

Le personnel que comprend cette 4e série est composé d'ouvriers d'un grade inférieur, sortis de toute espèce de corps de métiers, pauvres généralement, et dont la solde est moindre que celle des ouvriers de profession.

Les ouvriers du premier groupe, qui travaillent soit dans des gares couvertes ou découvertes, soit sur la voie et dans les rotondes des dépôts de locomotives, sont exposés à l'humidité, aux intempéries des saisons, aux courants d'air, ont en général une alimentation irrégulière, et fournissent, après les ferblantiers-lampistes, la proportion de maladies la plus élevée de tout le personnel. Cette proportion a été bien inférieure pour les deux autres groupes, chez lesquels il faut cependant noter la fréquence des maladies, plus grande pendant la première période que pendant les deux autres, sans doute à cause du défaut d'expérience des ouvriers.

Maladies du Cerveau et du Système nerveux.

Proportion générale modérée, plus nombreuse chez les laveurs et nettoyeurs, qui ont eu en outre 1 commotion suite de choc, et 1 congestion cérébrale. Chez les hommes du deuxième groupe, on trouve 3 congestions cérébrales, et une seule chez ceux du troisième groupe. Toutes les autres maladies se composent de névralgies, résultats du refroidissement.

Maladies du Cœur et du Système circulatoire.

Rares chez les coketiers, qui ont offert en outre 1 cas d'anémie par suite d'hémorrhagie, et chez les manœuvres, qui ont donné une hypertrophie du cœur et quelques cas rares de pléthore et de palpitations sans lésions organiques.

Maladies des Organes respiratoires.

Comme on devait le supposer, elles sont plus nombreuses chez les laveurs et nettoyeurs, $\frac{1}{3}$, chez lesquels aussi elles sont plus graves et ont de la tendance à revêtir la forme catarrhale. On trouve en effet chez ces ouvriers, 1 catarrhe pulmonaire mortel, 2 pneumonies, 4 pleurésies, 10 phthisies dont 2 mortelles; 2 pneumonies seulement se remarquent chez les manœuvres.

Maladies des Organes digestifs.

Nombreuses chez ces groupes d'ouvriers et surtout chez les laveurs et nettoyeurs, qui fournissent $\frac{2}{3}$.

Toutes composées de gastro-entérites de toutes formes. On ne trouve cependant parmi elles qu'un petit nombre d'affections graves : ainsi, 2 fièvres typhoïdes, dont 1 mortelle, 14 ou 15 dyssenteries, 4 choléras, dont 3 mortels, 1 cancer des intestins, chez les laveurs et nettoyeurs ; 1 fièvre typhoïde, chez les manœuvres.

Maladies des Organes génito-urinaires.

1 diabète, chez un nettoyeur.

Maladies des Articulations et des Muscles.

Naturellement assez fréquentes, surtout chez les laveurs et nettoyeurs, dont elles atteignent $\frac{1}{3}$, tandis qu'elles atteignent $\frac{1}{5}$ des coketiers, et sont rares chez les manœuvres. Le premier groupe présente 9 cas de rhumatismes plus ou moins intenses.

Maladies de la Peau.

Rares chez les coketiers et les manœuvres ; elles ont été, avec celles des forgerons et frappeurs, les plus nombreuses de tout le personnel chez les laveurs et nettoyeurs, ouvriers qui ont en effet les mains surtout presque constamment imprégnées d'humidité ou de matières grasses et de corps étrangers de toute espèce. Outre quelques maladies plus graves, telles que : 1 zona, 1 varicelle, 2 suettes miliaires, ces mêmes ouvriers ont offert comme les autres un certain nombre de prurigos, d'eczémas et d'urticaires, mais sans prédominance de telle ou telle affection particulière.

Fièvres essentielles.

Plus communes chez les laveurs et nettoyeurs de certains dépôts de la ligne, où règnent ces fièvres.

Maladies constitutionnelles.

1 abcès froid, 1 carie scrofuleuse du fémur, 1 mal de Pott, chez les nettoyeurs.

Maladies des Yeux.

Relativement rares, mais un peu plus communes chez les laveurs et nettoyeurs que chez les autres ouvriers de la même série.

Lésions traumatiques des Articulations et des Muscles.

Elles sont relativement peu nombreuses, et leur proportion est plus élevée chez les coketiers, $\frac{1}{11}$, que chez les autres ouvriers de la même série ; elles ne présentent rien de spécial à noter en dehors des affections ordinaires de ce groupe.

Lésions traumatiques des Tissus externes.

Assez fréquentes : laveurs et nettoyeurs. $\frac{1}{3}$, coketiers, $\frac{1}{4}$, manœuvres, $\frac{1}{5}$ du personnel ; mais rien de particulier à noter.

Lésions traumatiques des Os.

1 fracture de l'omoplate, 1 fracture de jambe chez les laveurs et nettoyeurs ; 1 fracture du crâne suivie de mort, 2 fractures des doigts et des orteils chez les coketiers ; 3 fractures : 1 de jambe, 1 de bras, 1 de côte, chez les manœuvres. Toutes lésions produites par des chocs de machines ou de wagons, des chutes de pièces, etc.

Lésions traumatiques des Organes génito-urinaires.

Orchites chez des laveurs et nettoyeurs.

Abcès et Épanchements.

Plus fréquents chez les laveurs et nettoyeurs, $\frac{1}{5}$, que chez les autres ouvriers de la même série. On remarque, outre les furoncles, quelques abcès des glandes, quelques parotides, des panaris et des abcès sous-épidermiques des mains; 1 anthrax chez un nettoyeur, 1 autre chez un coketier.

Hernies.

Plus communes chez les manœuvres que chez beaucoup d'autres ouvriers des ateliers ou des gares, mais moins que chez les tourneurs et forgerons.

Cette 4e série d'ouvriers fournit donc : une fréquence très-notable des maladies des organes respiratoires (graves surtout chez les laveurs et nettoyeurs), des articulations et des muscles, des tissus externes, de la peau, des abcès; toutes ces maladies, surtout les dernières, plus nombreuses chez ces mêmes ouvriers; les maladies des organes digestifs sont encore assez fréquentes, mais celles du cerveau et du système nerveux, des yeux, le sont beaucoup moins, et ce sont encore les laveurs et nettoyeurs qui en ont la plus forte part; quant aux lésions traumatiques des articulations, des muscles et des os, et aux hernies, elles affectent plus spécialement : les premières les coketiers, et les dernières les manœuvres et hommes d'équipe des ateliers.

SERVICE DE LA VOIE.

1° Piqueurs, Gardes-ligne, Gardes-barrières, Aiguilleurs, Gardes de nuit.

Employés assez nombreux et chargés de la surveillance de la voie, de la direction des aiguilles ou des barrières.

2° Poseurs, Hommes d'équipe et Manœuvres de la Voie.

Ouvriers employés aux travaux de construction, de réparation, d'entretien de la voie, et deux fois plus nombreux que les premiers. Les piqueurs ont sous leurs ordres et leur surveillance un certain nombre de ces employés et ouvriers, qui tous sont choisis parmi des hommes jeunes et robustes de la campagne. Presque tous les gardes sont mariés et tous les gardes-barrières habitent le long de la voie. Tous ces hommes ont douze heures de travail par jour, compris celles des repas.

Le personnel de ce service est entre tous les autres le plus favorisé généralement sous le rapport de la santé. Pour les ouvriers de la voie surtout, la proportion des maladies est de beaucoup inférieure à celle de toutes les autres professions étudiées. L'origine de ces hommes, leurs habitudes, leur travail en pleine campagne, rendent compte de cette rareté des maladies. L'étude spéciale de certaines d'entre elles offre pourtant des particularités assez intéressantes pour mériter de nous arrêter quelques instants.

Maladies du Cerveau et du Système nerveux.

Relativement moins nombreuses, surtout chez les ouvriers de la Voie, que chez tous les autres agents et ouvriers. On remarque parmi elles : chez les gardes, 12 congestions cérébrales, 2 apoplexies, 1 épilepsie ; chez les ouvriers, 12 congestions, 1 apoplexie, 1 commotion cérébrale, 1 épilepsie. Ce groupe de maladies se montre en général plus nombreux pendant les premières chaleurs du printemps.

Maladies du Cœur et du Système circulatoire.

Relativement plus nombreuses chez les gardes que dans toutes les autres professions, parce que ce sont eux qui supportent la plus forte part des influences paludéennes. On distingue parmi ces maladies : 1 hypertrophie du cœur, terminée par la mort, 8 à 10 chloro-anémies et plusieurs anasarques, conséquences des fièvres intermittentes ; 1 péricardite chez des gardes ; puis quelques cas rares de pléthore, 1 angiolencite, 1 ascite, suite de péritonite, et terminée par la mort chez des ouvriers de la voie.

Maladies des Organes respiratoires.

Moins nombreuses que chez la plupart des autres employés ou ouvriers ; ces maladies cependant se sont présentées souvent sous une forme aiguë et grave. Ainsi, l'on trouve 15 pleuro-pneumonies dont 5 mortelles, 15 phthisies dont 1 laryngée et dont 2 mortelles jusqu'à présent, puis plusieurs bronchites capillaires chez les gardes ; 27 pleuro-pneumonies dont 2 mortelles, et 2 phthisies déclarées chez les ouvriers de la Voie. La somme des affections graves et organiques de la poitrine est donc bien supérieure chez les employés et ouvriers de ce service, à ce qu'elle est chez la plupart des autres professions. L'exposition de ces hommes aux intempéries de l'atmosphère, le jour comme la nuit, l'insouciance et le manque de précautions que l'on retrouve chez tous les hommes de la campagne, et, chez un certain nombre, l'affaiblissement de la constitution sous l'influence des fièvres paludéennes, telles sont les causes que l'on peut donner de cette fréquence.

Maladies des Organes digestifs.

La proportion de ces maladies est, chez les gardes, $\frac{1}{3}$, égale à celle des agents des gares, et inférieure à celle de la plupart des employés et ouvriers du service de la Traction et du Matériel ; chez les ouvriers de la Voie, elle est au contraire inférieure à toutes les autres, $\frac{1}{6}$; chez ceux-ci, on remarque en outre 2 hépatites, 15 fièvres typhoïdes, dont 2 mortelles, surtout en automne et en hiver ; 13 cas de choléra, dont 5 mortels en 1854 ; 18 à 20 dyssenteries ; chez les gardes, ce sont 8 fièvres bilieuses, 2 gastro-hépatites, 2 fièvres muqueuses dont 1 mortelle, 24 fièvres typhoïdes dont 3 mortelles, 4 choléras dont 2 mortels, un certain nombre de cholérines, 1 tœnia. Toutes ces maladies, plus nombreuses en été et en automne, constituent, comme on le voit, un chiffre supérieur à toutes les autres affections aiguës et graves des organes digestifs, que l'on doit mettre encore en grande partie sur le compte de l'incurie, du mauvais régime et des influences locales.

Maladies des Organes génito-urinaires.

Moins rares chez les femmes gardes-barrières que chez les hommes ; on ne trouve, en effet, chez ceux-ci qu'une cystite et 1 hématurie, tandis que les premières ont donné 1 métrorrhagie, 1 ménorrhagie, 1 dyménorrhée, 3 métrites, 1 cancer de l'utérus, plusieurs avortements : toutes maladies qui doivent être considérées comme la conséquence de l'altération qu'a éprouvée leur constitution sous l'influence des fièvres paludéennes, plutôt que des travaux auxquels elles sont employées.

Maladies des Articulations et des Muscles.

Plus rares que dans la plupart des autres professions : ouvriers de la Voie, $\frac{1}{9}$, gardes, $\frac{1}{10}$. Chez ceux-ci cependant on note 13, et chez les premiers, 28 rhumatismes plus ou moins intenses. Ces dernières affections, comme on voit, ont une fréquence relative assez grande, à laquelle je retrouve les mêmes causes indiquées plus haut.

Maladies de la Peau.

Assez rares, mais dont le nombre a été singulièrement augmenté par l'épidémie de suette de 1854. On observe, en effet : parmi les gardes, 20 cas de suette miliaire, 2 varioles, 2 scarlatines, 1 pemphygus, quelques eczémas, prurigos, acnés; parmi les ouvriers de la Voie, 22 suettes, 2 varioles, 1 rougeole, 1 érysipèle, 1 erythème noueux, 2 sycosis, quelques herpès, lichens et gales.

Fièvres essentielles.

Beaucoup plus nombreuses parmi les employés et ouvriers de la Voie que parmi tous les autres; elles ont atteint les gardes dans la proportion de $\frac{2}{11}$, et les ouvriers dans celle de $\frac{1}{11}$. Ces maladies ont régné principalement sur les points de la ligne qui seront indiqués. Elles ont offert en majorité le type tierce, assez souvent aussi quarte, quelquefois encore rémittent quotidien. Ce qui est remarquable, c'est que parmi ces affections nombreuses on ne rencontre aucune fièvre pernicieuse.

La fréquence des fièvres intermittentes chez les employés et ouvriers de la Voie trouve sa principale cause dans leur habitation ou leur séjour, de jour comme de nuit, soit le long des points de la ligne où les fièvres sont endémiques, soit près des marais artificiellement produits çà et là par l'élévation de la voie. Je reviendrai sur ce sujet ; mais je veux rappeler dès à présent que les travaux intelligents entrepris par les ingénieurs dans un but d'assainissement ont amené, pendant les dernières années, une diminution sensible du nombre de ces maladies chez les hommes dont nous nous occupons.

Maladies constitutionnelles.

Les causes précédemment indiquées les rendent plus fréquentes que chez les autres professions ; elles consistent en quelques cas de scorbut et de scrofules, 1 cancer de l'estomac, 1 cancer du foie, 1 cancer de l'utérus, ayant tous entraîné la mort.

Maladies des Yeux.

Assez rares, mais plus fréquentes chez les gardes ; elles ont consisté, en général, en conjonctivites ; on trouve aussi 1 ophthalmie grave et 1 amaurose chez les poseurs.

Maladies des Oreilles.—Maladies des Vaisseaux (varices). — *Maladies des Glandes.*

Toutes très-rares. Ces dernières ne présentent de remarquable que 1 cas de goître aigu et 1 cas d'engorgement des ganglions mésentériques.

Lésions traumatiques des Articulations et des Muscles.

Généralement rares, surtout chez les gardes. Les ouvriers de la Voie ont présenté, outre les entorses, 1 luxation du pouce, 1 luxation de l'articulation scapulo-humérale, 1 hydarthrose.

Lésions des Tissus externes.

Moins fréquentes que chez la plupart des autres professions : ont atteint $\frac{1}{9}$ des ouvriers de la Voie et $\frac{1}{23}$ des gardes. Elles n'ont offert de remarquable qu'une brûlure de la face chez ceux-ci, et, outre les plaies et contusions, des écrasements partiels des doigts ou orteils chez ceux-là.

Lésions traumatiques des Os.

Beaucoup plus rares que chez les ouvriers et employés du Matériel ; ont présenté comme lésions graves : 1 fracture du maxillaire inférieur, 1 fracture du crâne, 2 fractures de bras, 1 fracture de la clavicule, 2 fractures de la jambe, dont une suivie de mort, 1 nécrose de phalange, chez les gardes ; 1 fracture du péroné, 1 fracture de jambe, 1 fracture du cinquième métatarsien, 1 du bras, 1 de la clavicule, 2 écrasements et fracture des doigts, 1 carie du pied, chez les ouvriers de la Voie. 2 gardes ont été écrasés par des trains. La plupart de ces lésions ont été produites pendant les travaux de réparation ou de construction de la voie ; les autres, en petit nombre, par le passage des trains.

Abcès et Engorgements.

Je n'ai à noter parmi ces affections, d'une fréquence moyenne, que : 1 abcès scrofuleux, 1 lipôme chez des gardes, puis 6 anthrax chez des ouvriers de la Voie.

Hernies.

Les *hernies* sont rares, surtout chez les ouvriers de la Voie.

Les employés et ouvriers de la Voie ont donc offert : une fréquence des fièvres intermittentes bien supérieure à celle des autres professions; les maladies du cœur et du système circulatoire et les maladies constitutionnelles ont été aussi plus nombreuses, chez les gardes surtout; celles des organes digestifs, des organes respiratoires, des articulations, des muscles et des os, sont restées au-dessous de la moyenne; mais il faut remarquer que toutes ces dernières ont offert un nombre supérieur de cas graves. On ne trouve pas de maladies spéciales à cette classe d'employés.

EMPLOYÉS DES BUREAUX DE L'ADMINISTRATION.

Je ne m'arrêterai que peu d'instants à cette classe d'employés, parce que : 1° leurs maladies n'offrent rien de spécial à noter; 2° il est évident que le nombre de maladies déclarées est inférieur au chiffre réel, beaucoup de ces employés s'étant fait traiter par les médecins de leur famille, et la constatation de leur maladie n'ayant pas eu lieu d'une manière aussi régulière que dans les autres services.

Si néanmoins l'on fait abstraction du rapport existant entre les chiffres du personnel et ceux des maladies, on trouve parmi celles-ci un nombre assez élevé de :

1° Maladies du cerveau et du système nerveux, parmi lesquelles, outre les névralgies de toutes sortes, on rencontre : 1 paralysie, 1 commotion cérébrale, 3 congestions cérébrales;

2° Maladies des organes respiratoires, parmi lesquelles 4 ou 5 pleuro-pneumonies, plusieurs phthisies, etc.;

3° Maladies des organes digestifs, parmi lesquelles on distingue : 1 fièvre typhoïde, 1 hépatite, quelques dyssenteries.

Les autres maladies seules notables sont : 1 cancer des reins, 1 gravelle, 1 anthrax, 2 zonas, une affection scrofuleuse.

Je ferai remarquer aussi la rareté relative des maladies des yeux chez des employés assujettis pendant une grande partie de la journée, et souvent le soir, à une fatigue assez grande de ces organes. Parmi ces maladies, on ne trouve de remarquables, par leur forme ou leur gravité, que : 1 choroïdite, 1 fistule lacrymale, 1 ambliopie amaurotique rhumatismale, 1 paralysie syphilitique de la cinquième paire.

Afin de mieux permettre de saisir les rapports de fréquence des maladies entre elles et avec les diverses professions, je vais les présenter dans un même tableau. Les premières maladies et les premières professions inscrites par ordre numérique sont les plus nombreuses, *et vice versa*.

Ordre de fréquence des Maladies en général par professions.

1° Ferblantiers, zingueurs, lampistes. 2° Laveurs et nettoyeurs. 3° Tourneurs, raboteurs, mortaiseurs, outilleurs. 4° Monteurs, ajusteurs. 5° Chaudronniers et tenderiers. 6° Menuisiers, ébénistes, charpentiers, charrons. 7° Graisseurs. 8° Forgerons et frappeurs.

9° Mécaniciens et chauffeurs. 10° Chefs de train et conducteurs. 11° Serruriers et ferreurs. 12° Facteurs. 13° Coketiers. 14° Hommes d'équipe des gares. 15° Peintres. 16° Chefs de gare et receveurs. 17° Manœuvres et hommes d'équipe des ateliers. 18° Gardes de la voie. 19° Selliers et tapissiers. 20° Employés de bureaux. 21° Ouvriers de la Voie.

Ordre de fréquence des différents groupes de Maladies entre eux et entre les diverses professions.

1° Maladies des Organes digestifs.

1° Ferblantiers, lampistes, menuisiers, charpentiers, charrons, chaudronniers, tenderiers. 2° Hommes d'équipe, monteurs et ajusteurs, tourneurs, raboteurs, outilleurs, forgerons, frappeurs, peintres, laveurs, nettoyeurs, mécaniciens et chauffeurs. 3° Facteurs, serruriers et ferreurs. 4° Coketiers, gardes, manœuvres, graisseurs, chefs de train et conducteurs, chefs de gare et receveurs. 5° Selliers et tapissiers, ouvriers de la Voie.

2° Des Organes respiratoires.

1° Ferblantiers, lampistes, tourneurs, raboteurs, mortaiseurs, outilleurs. 2° Laveurs et nettoyeurs, monteurs et ajusteurs, graisseurs, hommes d'équipe des gares. 3° Facteurs, chefs de train et conducteurs, forgerons et frappeurs. 4° Mécaniciens et chauffeurs, serruriers et ferreurs, peintres. 5° Chaudronniers, tenderiers. 6° Menuisiers, ébénistes, charpentiers, charrons, selliers, tapissiers, coketiers. 7° Gardes, piqueurs. 8° Poseurs, ouvriers de la Voie. 9° Chefs de gare, manœuvres et hommes d'équipe des ateliers.

3° Des Articulations et des Muscles.

1° Ferblantiers-lampistes, chefs de train et conducteurs, graisseurs, laveurs et nettoyeurs. 2° Facteurs, hommes d'équipe des gares, mécaniciens et chauffeurs. 3° Menuisiers, charpentiers, charrons, serruriers et ferreurs, forgerons et frappeurs, chaudronniers, tenderiers, coketiers, peintres.

4° Selliers, tapissiers, tourneurs, raboteurs, mortaiseurs, outilleurs. 5° Monteurs et ajusteurs, chefs de gare et receveurs. 6° Ouvriers de la Voie, gardes, manœuvres et hommes d'équipe des ateliers.

4° Lésions traumatiques des Tissus externes.

1° Monteurs et ajusteurs, ferblantiers-lampistes, laveurs et nettoyeurs, chaudronniers, tenderiers. 2° Tourneurs, raboteurs, mortaiseurs, outilleurs. 3° Hommes d'équipe des gares, chefs de train et conducteurs, menuisiers, charpentiers, charrons, coketiers. 4° Mécaniciens, chauffeurs, forgerons, frappeurs, serruriers, ferreurs, manœuvres des ateliers. 5° Peintres, graisseurs, facteurs. 6° Ouvriers de la Voie, selliers, tapissiers. 7° Gardes de la Voie, chefs de gare.

5° Fièvres essentielles.

1° Gardes de la voie, menuisiers, charpentiers, charrons. 2° Facteurs, mécaniciens et chauffeurs. 3° Laveurs et nettoyeurs, ouvriers de la Voie. 4° Chefs de train et conducteurs, manœuvres et hommes d'équipe des ateliers, coketiers.

6° Abcès, Tumeurs, Épanchements.

1° Laveurs et nettoyeurs, tourneurs, raboteurs, outilleurs, etc. 2° Menuisiers, charpentiers, forgerons, frappeurs, chefs de train et conducteurs. 3° Monteurs et ajusteurs, mécaniciens et chauffeurs, peintres. 4° Hommes d'équipe des gares, gardes de la voie, facteurs, manœuvres et hommes d'équipe des ateliers. 5° Chefs de gare et receveurs, ouvriers de la Voie.

7° *Maladies de la Peau.*

1° Forgerons et frappeurs, tourneurs, raboteurs, outilleurs, laveurs et nettoyeurs. 2° Serruriers, ferreurs, chefs de gare. 3° Chefs de train, conducteurs, facteurs. 4° Mécaniciens, chauffeurs, hommes d'équipe des gares.

8° *Maladies du Cerveau et du système nerveux.*

1° Laveurs et nettoyeurs, selliers, tapissiers, chaudronniers, tenderiers. 2° Monteurs, ajusteurs, ferblantiers-lampistes. 3° Chefs de train, conducteurs, tourneurs, outilleurs, etc. 4° Chefs de gare, mécaniciens, chauffeurs, facteurs, forgerons, frappeurs, serruriers, ferreurs. 5° Coketiers, gardes de la voie, manœuvres des ateliers. 6° Hommes d'équiquipe des gares, peintres, ouvriers de la Voie.

9° *Maladies des Yeux.*

1° Tourneurs, raboteurs, outilleurs, chaudronniers, tenderiers, monteurs, ajusteurs. 2° Chefs de gare, chefs de train, conducteurs, mécaniciens, chauffeurs. 3° Laveurs, nettoyeurs, gardes de la voie, manœuvres des ateliers. 4° Hommes d'équipe des gares, gardiens de la voie, facteurs.

10° *Lésions traumatiques des Articulations et des Muscles.*

1° Forgerons et frappeurs, coketiers, facteurs. 2° Mécaniciens, chauffeurs, laveurs, nettoyeurs.

3° Hommes d'équipe des gares, monteurs, ajusteurs. 4° Chefs de train, conducteurs, manœuvres et équipe des ateliers. 5° Ouvriers de la Voie.

11° Maladies des Glandes et Ganglions lymphatiques.

1° Menuisiers, charpentiers et monteurs, ajusteurs. 2° Chefs de train, conducteurs, facteurs. 3° Manœuvres, hommes d'équipe des ateliers, gardes de la voie, hommes d'équipe des gares.

12° Maladies du Cœur et du système circulatoire.

1° Gardes de la voie, ouvriers de la Voie. 2° Facteurs, chefs de train, conducteurs, etc.

13° Lésions traumatiques des Vaisseaux.

1° Menuisiers, charpentiers, chefs de train, conducteurs, forgerons et frappeurs. 2° Manœuvres des ateliers, facteurs. 3° Mécaniciens, chauffeurs, hommes d'équipe des gares.

14° Lésions traumatiques des Os.

1° Graisseurs, tourneurs, raboteurs, outilleurs, coketiers. 2° Monteurs et ajusteurs, manœuvres des ateliers, facteurs, mécaniciens et chauffeurs. 3° Gardes et ouvriers de la Voie, chefs de train et conducteurs, hommes d'équipe des gares.

15° Maladies des Organes génito-urinaires.

1° Manœuvres et hommes d'équipe des ateliers, mécaniciens et chauffeurs. 2° Facteurs, chefs de train, conducteurs, gardes.

16° Lésions traumatiques des mêmes Organes.

1° Graisseurs. 2° Facteurs. 3° Mécaniciens et chauffeurs, chefs de train et conducteurs, monteurs, ajusteurs. 4° Hommes d'équipe des gares, laveurs et nettoyeurs, ouvriers de la Voie.

17° *Hernies.*

1° Tourneurs, raboteurs, outilleurs. 2° Forgerons et frappeurs. 3° Manœuvres des ateliers, menuisiers, charpentiers, chefs de gare. 4° Facteurs, mécaniciens, chauffeurs, gardes.

18° *Maladies des Oreilles.*

Hommes d'équipe, chefs de train, conducteurs, graisseurs, laveurs et nettoyeurs, mécaniciens, chauffeurs, ouvriers de la Voie.

19° *Affections constitutionnelles.*

Gardes de la voie, laveurs et nettoyeurs.

RÉSUMÉ DE LA PREMIÈRE PARTIE.

On peut conclure de tout ce qui précède que :

Pendant les cinquante-quatre mois sur lesquels ont porté mes recherches, la proportion générale des maladies a été la plus élevée chez la plupart des ouvriers du service du Matériel et de la Traction ; elle l'a été moins chez les employés du service actif ; moins encore chez ceux des gares ; enfin elle a été bien inférieure chez ceux de la Voie.

La proportion des journées de maladies a donné exactement les mêmes résultats.

Quant aux périodes, les maladies ont été généralement plus fréquentes pendant les deuxième et troisième que pendant la première, non pas tant par le fait de l'activité croissante des travaux de l'exploitation, que par d'autres causes multiples exposées plus loin.

Ce que je puis affirmer dès à présent, c'est que la durée du travail pour les employés et ouvriers est telle, en général, qu'elle ne peut être une cause de fréquence des maladies.

Il ne paraît exister de maladies spéciales aux professions que chez certains ouvriers en métaux et chez les peintres.

Ce serait une erreur de considérer la proportion générale des maladies (113, 9. °/₀) comme élevée relativement au personnel. On trouve en effet que le rapport entre le nombre des malades et celui des valides a varié de 6 à 10 p. 100 (à 15 pendant l'épidémie de choléra de 1854), et que chacun des 13,588 employés et ouvriers n'a été malade en moyenne que 1 fois et 1/8 pendant les cinquante-quatre mois.

Le nombre des décès a été à peu près égal pour chacun des trois services, et les employés du service actif ne sont entrés que pour $\frac{1}{8}$ dans leur total.

Enfin, la proportion générale de ces décès a été faible, puisqu'elle n'a été que de 1 sur 115 individus. En effet, les tables de mortalité de l'annuaire du Bureau des Longitudes pour 1857 donnent la proportion de 1 décès sur 40,90 pour toute la France.

DEUXIÈME PARTIE.

APERÇU TOPOGRAPHIQUE ET GÉOLOGIQUE.

En quittant Paris et Bercy, la voie de fer, se dirigeant vers l'Est, cotoie d'abord les vallées de la Seine et de l'Yère, pour s'élever ensuite sur les plateaux accidentés de la Brie, de Fontainebleau et de Thomery. Le sous-sol de cette première partie est composé de grès et sables mêlés çà et là d'argile; c'est un terrain tertiaire supérieur, moitié sec, moitié humide, mais en général assez sain. Pour joindre Montereau, la voie descend vers les vallées de l'Yonne et de l'Armançon, dont elle parcourt ensuite les longues sinuosités sur un terrain presque toujours plat, en passant par Sens, Joigny, Laroche, jetant ici un embranchement sur Auxerre, puis continuant jusqu'à Tonnerre. Toute cette seconde partie de la ligne est, sinon la plus basse, au moins la plus humide et l'une des moins salubres. En effet, indépendamment des grands cours d'eau indiqués plus haut, et d'une foule de petits affluents que l'on voit s'y jeter, le sol, composé de leurs alluvions, repose sur un sous-sol formé de craie blanche imperméable, jusqu'auprès de Saint-Florentin; puis, de ce point jusqu'aux environs de Tonnerre, de même que le long de l'embranchement de Laroche à Auxerre, il est composé de grès verts ou sables argileux de la Puisaye; toutes conditions géologiques favorisant, comme l'on sait, le séjour des eaux, la permanence de l'humidité propre aux contrées marécageuses, et donnant aux maladies un caractère tout particulier.

Peu à peu, cependant, à Tonnerre, le sol a commencé à s'élever, et, après avoir parcouru les vallées de la Brenne et de l'Oze en passant par Montbard, les Laumes et Verrey, la voie de fer, gravissant des pentes assez rapides, franchit une branche des monts Cévennes, en atteignant, au souterrain de Blaisy, la hauteur de 405 mètres au-dessus du niveau de la mer. Depuis Paris jusqu'à ce point, la ligne de fer s'infléchit du nord-ouest au sud-est, présente dans son ensemble un plan généralement incliné vers l'ouest, et reçoit plus particulièrement l'influence de ses vents. C'est cet ensemble que j'appellerai le *versant occidental* de la ligne.

De Blaisy, la voie descend à travers les vallons de Malain, les plateaux d'Ancey, de Lantonay et de Fleurey, dans la vallée de l'Ouche jusqu'à Dijon.

Entre Tonnerre et cette dernière ville, le sous-sol est uniquement composé de calcaires jurassiques, et, sauf certaines conditions locales, le sol est sec et le climat très-sain.

De Dijon, la ligne principale du chemin de fer de Lyon se dirige directement vers le midi, et parcourt la longue et belle plaine de la Côte-d'Or, élevée en général à 225 mètres au-dessus du niveau de la mer, puis la vallée de la Thalie, et descend à Châlon jusqu'aux bords de la Saône qu'elle cotoie très-souvent jusqu'à Lyon, en franchissant une foule de vallons et de petites rivières qui s'écoulent des montagnes du Mâconnais, du Beaujolais et du Lyonnais, dont la voie sillonne le versant oriental, en passant par Tournus, Mâcon, Villefranche, etc., à une hauteur de 180 mètres.

Depuis Blaisy jusqu'à Lyon, le plan général de la ligne est incliné vers l'est, et c'est là ce que j'appellerai son *versant oriental*. Quant au sous-sol, composé encore jusqu'à Beaune de calcaire jurassique, celui-ci cesse bientôt pour faire place aux immenses terrains d'alluvion de la Bresse, formés d'argile superposée à des cailloux. Ces terrains, qui s'étendent jusqu'aux environs de Lyon, se superposent à leur tour, entre Tournus et Mâcon, aux calcaires jurassiques qui reparaissent, tandis qu'après cette dernière ville jusqu'au-delà de Villefranche, les alluvions de la Bresse sont sous-jacentes à celles de la Saône. Enfin, avant Couzon et Lyon, on retrouve dans le sous-sol le calcaire jurassique, puis les terrains granitiques.

De ces dispositions générales des sol et sous-sol du versant oriental, il résulte que, si son premier tiers est généralement sain, ainsi que les parties comprises entre Tournus et Mâcon, puis Couzon et Lyon, il n'en est pas de même des autres parties, telles que Châlon, Villefranche, etc., où l'on retrouve tous les inconvénients des pays marécageux, surtout vers la dernière ville, située vis-à-vis les plaines les plus malsaines de la Bresse, qui s'étendent sur la rive opposée de la Saône.

Quant aux embranchements qui relient Dijon à Besançon et Auxonne à Gray, la voie, se dirigeant d'abord à l'est, descend peu à peu jusqu'à

Auxonne vers la Saône qu'elle retrouve au nord-est à Gray, parcourant des pays généralement humides et marécageux; car le sol, composé, vers Auxonne, des sables alluviaux de la Saône, et vers Gray, des argiles supérieures du Jura, se trouve partout superposé aux terrains d'alluvion de la Bresse, dont les couches s'étendent jusqu'à cette dernière ville; doubles conditions géologiques d'insalubrité.

Enfin, au delà d'Auxonne, la voie s'élève en approchant de Dôle; puis, pour arriver à Besançon, elle franchit, en se recourbant vers le nord-est, une série de vallées et de montagnes d'une hauteur moyenne qui relient le Jura aux Vosges, se tenant toujours bien au-dessus du cours du Doubs, dont elle ne suit que rarement les replis. Le long de cette dernière partie de la ligne, le sous-sol n'est composé que de calcaires jurassiques, et le pays est généralement assez sec et sain. C'est cette troisième division des lignes que je désignerai sous le nom de *Plateau*.

Comme on doit le remarquer, les voies ferrées de la Compagnie de Lyon, et les établissements plus ou moins importants qu'elle a construits et qu'elle entretient sur leur parcours, traversent des pays très-variés sous les rapports de l'exposition, de l'altitude, de la composition du sol et du sous-sol, et même de la latitude, car il existe une différence de 3 degrés entre Paris et Lyon.

Ces conditions multiples, qui doivent agir de manières très-diverses sur les agents et ouvriers répartis le long de la ligne, vont me servir à expliquer, en partie, la prédominance de certaines maladies, selon les localités où on les observe.

Le profil géologique que j'ai tracé au bas du tableau comparatif indique : 1° l'altitude du sol ou de la voie au-dessus du niveau de la mer; 2° la composition du sol et celle du sous-sol; 3° la division des sections médicales, les chefs-lieux de ces sections (1), et les villes marquant leurs limites, avec la proportion pour cent de malades que chacune d'elles a fournis pendant les trois périodes étudiées.

Mais, afin de faire mieux apprécier l'influence des localités et des expositions sur le développement des maladies, il était nécessaire de tenir compte des phénomènes météorologiques observés sur les principaux points de nos lignes. C'est ce que j'ai cherché à faire. Malheureusement les tableaux d'observations météorologiques collectionnés par l'Observatoire impérial de Paris ne m'ont pas permis de remonter au-delà du mois de juin 1856 pour ce qui concerne Tonnerre, Besançon et Lyon. Ce qui m'a forcé de limiter mes recherches à la même date pour Paris, quoique les observations s'étendent aux années précédentes. Voici le résumé des relevés dans lesquels j'ai dû me borner à indiquer les extrêmes de hauteur barométrique et de température

(1) Ces chefs-lieux de section et les médecins qui les desservaient au 31 décembre 1856, étaient les suivants : 1° Paris-Bercy (MM. Devilliers, Pelleport); 2° Melun (Vinsot); 3° Montereau (Tonnelier); 4° Sens (Rolland); 5° Joigny (Picard); 6° Tonnerre (Marquis); 7° Montbard (Viard); 8° Dijon (Moyne); 9° Châlons (Sassier); 10° Mâcon (Aubert); 11° Villefranche (Lassalle); 12°-13° Lyon (Laguaite, Favre); 14° Auxerre (Dionis); 15° Auxonne (Bolut j.); 16° Gray (Rossen); 17° Dôle (Bolut aîné); 18° Besançon (Delacroix, Perron).

centigrade, puis les vents et l'état du ciel dominants pour chaque mois.

TABLEAU MÉTÉOROLOGIQUE.

1856		Extrêmes de hauteur barométriq. en millim.	Extrêmes de Température centigrade à 7 h. du m.	Vents	et état du ciel dominants.
Juin.	Paris,	754, 768.	+ 13, + 22.	N.-O. O. S.-O. N.	beau, couvert, brum.
	Tonnerre,	755, 768.	+ 11, + 21.	O. S.-O. N.-E.	couvert, couvert.
	Besançon,	757, 770.	+ 14. + 25.	E. N.-O. N.-E.	beau, pluie, couvert, beau.
	Lyon,	759, 771.	+ 12, + 22.	S. N.-E. N.-O. S.	beau, pluie, beau.
Juillet.	Paris,	752, 768.	+ 11, + 21.	S.-O. S. O. S.-E.	couvert, beau, couvert, pluie.
	Tonnerre,	752, 773.	+ 12, + 23.	calme. S.-O. N. O.	couvert, beau, pluie, couvert.
	Besançon,	756, 768.	+ 11, + 22	O. N.-O. S-O.	vaporeux, nuageux, couvert, pluie.
	Lyon,	764, 771.	+ 12. + 22.	N.-O. N.-O S.	beau, couvert, beau, nuageux.
Août.	Paris,	745, 766.	+ 13, + 22.	N.-O. E. S. E.	beau, beau, vaporeux, beau.
	Tonnerre,	743, 767.	+ 8, + 21,	Calme. O. N.-O.	beau, beau, beau.
	Besançon,	746, 770.	+ 10, + 20.	N.-E. S.-E. S.-O. N.-O.	beau, beau, beau,
	Lyon,	745, 769.	+ 11, + 22.	N.-E. S.-E. S. E. N.-O.	beau, beau, beau, nuageux.
Sept.	Paris,	742, 770.	+ 8. + 16.	S. E. N. N.-O.	couvert, pluie, couv.
	Tonnerre,	742, 769.	+ 6, + 18.	E. N.-E. N.-O.	couv., nuag., couv.
	Besançon,	749, 771.	+ 8, + 21.	N.-E. N.-O. S.-O.	beau, couvert, couv.
	Lyon,	759, 773.	+ 5, + 21.	S. N. N.-O. S.-E.	nuag., couv., pluie.
Octobre.	Paris,	748, 773.	+ 3, + 14.	S.-O. E. S. N. N.-E.	nuageux, brouillard, couvert, beau.
	Tonnerre,	757, 772.	+ 2, + 14.	S.-O. E. S. E. N.-E.	nuageux, pluie, couvert, beau.
	Besançon,	760, 774.	+ 3, + 16.	E. S. E. E. N.-E.	couvert, beau, nuageux, beau.
	Lyon,	761, 775.	+ 3, + 14.	N.-O. S.-E. N.-O.	couvert, nuageux, brouillard, nuag.
Novembre.	Paris,	746, 776.	— 6, + 9.	S.-E. O. S.-O S.-E.	couv., brouil., pluie, neige.
	Tonnerre,	745, 775.	— 6, + 7.	N.-E. O. N.-O.	brouillard, couvert, brouillard, neige.
	Besançon,	748, 774.	0, + 7.	S.-E. N.-E. S.-O. O.	couvert, beau, couv.
	Lyon,	748, 774.	0, + 3.	N.-O. E. N.-O. S.	couvert, brouillard, beau, brouillard.
Décembre.	Paris,	741, 776.	— 3, + 12.	N.-O. S.-E. N.-O. O.	couvert, pluie, couvert, neige.
	Tonnerre,	747, 774.	— 7, + 11.	N. S.-E. O. N.-E.	couvert, pluie, couv.
	Besançon,	753, 776.	— 4, + 9.	N.-O. N.-E. S.-O.	neige, couvert, beau, couvert.
	Lyon,	754, 765.	— 7, + 11.	N.-O. O. N.-E. S.-O.	couvert, brouillard, beau, neige.

De l'examen de ce tableau il résulte que : pendant les 7 derniers mois de 1856 les variations barométriques ont été généralement plus sensibles que celles de la température, qui n'a jamais atteint de limites extrêmes vers les quatre points d'observation; qu'il existe sous le rapport de ces mêmes variations une grande analogie entre Paris et Tonnerre d'un part, Besançon et Lyon de l'autre part; mais que la température est généralement plus élevée et plus égale à Paris qu'à Tonnerre, à Besançon qu'à Lyon, offrant aussi des extrêmes plus marqués à Tonnerre et à Lyon qu'à Paris et à Besançon.

La direction générale des vents très-variables s'est fait sentir à peu près partout; cependant les vents de l'Ouest, du Nord et du Sud-Ouest ont dominé plutôt à Paris et à Tonnerre; ceux du Nord, de l'Ouest et de l'Est à Besançon; ceux du Nord et du Sud à Lyon.

L'état du ciel a été assez semblable à Paris et à Tonnerre, et plus égal à Besançon qu'à Lyon.

On voit aussi qu'aux temps doux et pluvieux du printemps ont succédé : un été moitié humide, moitié sec; un automne humide et un commencement d'hiver assez doux; de telle sorte qu'en résumé la température à été généralement douce, mais humide.

Enfin l'influence des phénomènes météorologiques a agi d'une manière différente selon l'exposition de chacun des points d'observation. En effet, Paris est situé au fond d'un vaste bassin et par conséquent un peu protégé contre les variations atmosphériques ; Tonnerre est au contraire sur un point plus élevé, abrité vers le Midi, mais un peu découvert de l'Ouest à l'Est et vers le Nord. Besançon se trouve au fond d'une vallée très-étroite, mais ouverte surtout du côté du Nord-Ouest ; il est donc en bonne partie protégé ; Lyon au contraire est en grande partie resserré de l'Est à l'Ouest par deux côtes qui l'exposent par conséquent à des courants d'air violents et humides du Sud au Nord, etc.

MALADIES PAR RÉGIONS, PAR ANNÉES ET PAR SAISONS.

MALADIES INTERNES.

Maladies des Organes digestifs.

Elles se présentent en nombre bien supérieur à toutes les autres maladies et se composent surtout d'embarras gastriques, d'entérites de toutes formes, diarrhées, dyssenteries, etc., puis de cas beaucoup plus rares de : fièvres typhoïdes, 98 (17 décès); fièvres bilieuses surtout et muqueuses, 25 (1 décès); choléras, 58 (23 décès), gastro-hépatites, 4, coliques métalliques, etc.

On a vu quelle avait été la fréquence de ces maladies selon les professions, et on a dû remarquer aussi que leurs formes graves avaient atteint plus spécialement les employés et ouvriers de la Voie, puis les hommes d'équipe des gares et les mécaniciens et chauffeurs. De telle sorte que ce ne sont pas les professions dont le chiffre total de maladies intestinales a été le plus élevé qui ont toujours donné la plus forte proportion d'affections graves. Pourquoi celles-ci, par exemple, ont-elles été si nombreuses chez les hommes du service de la Voie, qui n'ont en général fourni qu'un chiffre très-peu élevé de maladies intestinales? Pour eux comme pour d'autres il faut, je crois, l'attribuer surtout à l'incurie, parfois à l'influence qu'exercent sur la constitution les fièvres intermittentes et même la peur, cause de diffusion des maladies très-évidente surtout pendant le choléra de 1854. Une alimentation irrégulière ou incomplète, des écarts de régime enfin, comme chez beaucoup d'ouvriers, une nourriture au contraire trop substantielle et trop excitante comme chez les mécaniciens; des imprudences nombreuses, des refroidissements, l'abus des boissons froides surtout pendant les chaleurs chez tous, l'absorption des poussières d'oxides et des émanations métalliques et des essences chez certains ouvriers : telles ont été en somme les causes principales et individuelles des affections légères ou graves des organes digestifs.

Les régions ou sections de la ligne qui ont offert ces maladies en plus grand nombre ont été celles ayant pour centre ou chef-lieu : d'abord Dijon, Lyon, Dôle, Paris, Montereau, Sens, Châlon, puis Villefranche, Besançon, Tonnerre, Montbard, etc. Tandis que les affections à formes aiguës et graves se sont montrées plus fréquentes : 1° la fièvre typhoïde à Tonnerre, Dijon, Lyon, Châlons, Montereau ; 2° la fièvre bilieuse à Châlon (1855) et à Tonnerre (1856), puis à Paris, Dijon, Lyon, Mâcon, etc. ; 3° enfin le choléra de 1854 à Dijon, Paris, Sens, Châlon, Tonnerre et Montbard.

De telle sorte que ce sont les sections où le personnel est le plus mélangé et le plus nombreux et les travaux les plus actifs, quoique la nature même de ceux-ci n'y ait pris qu'une part secondaire, qui ont fourni le plus fort contingent aux maladies intestinales, dont les formes graves ont frappé plus spécialement les localités avoisinant les grands cours d'eau.

Il faut cependant faire quelques exceptions pour le choléra qui, après avoir atteint tout le versant occidental, n'a pas envahi le versant oriental au delà de Châlon, épargnant ainsi les autres sections assises sur les bords de la Saône. Mais je dois faire remarquer de suite que depuis l'apparition de cette épidémie, les maladies intestinales semblent avoir diminué sur une grande partie du versant occidental pour augmenter dans une certaine proportion sur le versant oriental et sur le plateau. La migration de ces maladies enlève donc une bonne partie de leur valeur aux causes que l'on pourrait tirer ici de l'exposition et de la composition du sol, causes que, selon moi, il faut chercher entre autres dans la migration elle-même et le défaut d'acclimatation des hommes tirés de gares et de pays très-divers pour venir habiter les nouvelles sections de la ligne.

Si, pendant les premières années de l'exploitation, les maladies intestinales se sont maintenues dans des proportions moyennes, leur chiffre s'est fort élevé pendant l'épidémie de choléra de 1854, pour s'abaisser d'une manière très-sensible en 1855 et s'élever de nouveau en 1856. Il y a ici un fait que je crois digne de remarque, c'est que depuis le dernier choléra et après l'espèce de repos qui l'a suivi, les maladies des organes digestifs se sont multipliées en affectant plus spécialement le caractère bilieux ou ayant une tendance au typhoïdisme. Le doit-on aux conséquences de l'épidémie ou plutôt aux influences climatériques? Ce qui me porterait à adopter cette dernière manière de voir, c'est la coïncidence bien constatée pendant l'année dernière de l'augmentation de nombre et de gravité des maladies des voies digestives, avec des saisons humides, à température généralement douce, mais à vents très-variables, ainsi qu'on peut s'en assurer en jetant un coup d'œil sur le tableau météorologique. C'est aussi la fréquence généralement plus grande de ces mêmes maladies pendant l'été et l'automne de chaque année, saisons où les causes très-nombreuses de refroidissement viennent s'ajouter à l'augmentation des travaux de l'exploitation.

Quant au choléra lui-même, je dois rappeler que si, dans des conditions locales et professionnelles très-diverses et au milieu de pays ravagés par cette épidémie, celle-ci n'a pas atteint plus de 58 individus sur 4,182, et n'a occasionné que 23 décès, il faut, selon moi, l'attribuer en bonne partie aux précautions multipliées que l'Administration nous a permis de prendre.

Quoi qu'il en soit, les tendances générales, que je viens d'attribuer aux affections intestinales, de revêtir les formes bilieuses et typhoïdes, nous ont tous contraints à faire un fréquent usage des purgatifs sous toutes les formes ; et, quant à moi, j'en ai retiré les plus grands avantages soit comme moyens préventifs d'affections plus graves, soit comme moyens curatifs, même avec l'existence de la diarrhée. Dans les pays à fièvres, de même que chez les hommes qui, ne les habitant plus, avaient été antérieurement atteints par ces maladies, le sulfate de quinine et le quinquina ont dû souvent être combinés par mes confrères avec les autres moyens de traitement.

En étudiant les autres maladies, j'indiquerai les relations que quelques-unes d'entre elles ont présentées avec celles des organes digestifs.

Maladies des Organes respiratoires.

Ce groupe de maladies, le deuxième par ordre de fréquence, est composé principalement d'angines et de bronchites de toute espèce et à tous les degrés, puis de pleuropneumonies au nombre de 102 (16 décès), de 18 bronchites capillaires et catarrhes chroniques (1 décès), de 4 asthmes bronchiques, d'un hydrothorax, d'un œdème de la glotte, enfin de 51 cas de phthisie à divers degrés (9 décès connus).

Je rappellerai seulement, quant aux professions, que les formes graves de ces diverses maladies ont atteint plus spécialement les hommes du service de la Voie, puis les hommes d'équipe, les laveurs, nettoyeurs et manœuvres ; de telle sorte que j'ai à répéter ici une remarque faite pour les maladies des voies digestives : c'est que le nombre des affections aiguës et graves n'est nullement en relation avec la somme des maladies des organes respiratoires dans certaines professions, et que chez celles que je viens de nommer, l'insouciance, l'incurie, l'alimentation irrégulière viennent encore se joindre aux causes ordinaires d'irritation et de refroidissement. Je rappelle que celles-ci agissent moins pendant le travail que lorsque, après l'avoir cessé, les hommes ne prennent pas de précautions suffisantes.

Je ne puis m'empêcher de rappeler encore ici l'influence heureuse qu'exercent certaines professions comme moyens préservatifs contre les maladies aiguës et graves des organes respiratoires, dont les employés du service actif sont bien moins atteints que les autres. Très-souvent baignés par une douche d'air vif qui les tonifie et les rend moins impressionnables aux vicissitudes de l'atmosphère, les mécaniciens surtout ne les éprouvent que lorsqu'ils négligent les précautions qui leur sont recommandées. Il en est de même des chefs de train et conducteurs. Dans ce cas, au reste, comme dans beaucoup d'autres, l'habitude joue un grand rôle et détruit en partie la susceptibilité pour les maladies, lorsque du moins la constitution est bonne et la vie régulière.

Les affections spéciales et graves des organes respiratoires ont paru plus nombreuses : 1° les pneumonies à Dijon, Lyon, Châlon, Melun, Paris, Montereau ; 2° les angines à Dijon, Mâcon et Tonnerre ; 3° les affections catarrhales, à Maçon, Lyon, Tonnerre, Paris, Châlon, Villefranche, Montereau ; celles-ci préférant par conséquent les bords des grandes rivières et les pays humides. Il faut dire cependant que si la proportion des maladies des organes respiratoires en général a varié selon les années pour les diverses régions, ces maladies atteignant plus spécialement Melun, Montereau, Sens, Paris, sur le versant occidental, en 1854, toutes les sections du versant oriental depuis Lyon jusqu'à Châlon et Dijon en 1855, puis en 1856 celles des deux versants comme du plateau, elle a aussi augmenté un peu pendant les deux dernières années, se montrant comme toujours plus élevée pendant les saisons d'automne, d'hiver et de printemps, sauf l'exception que je vais signaler. Il est en effet des professions pour lesquelles les saisons n'ont plus la même influence ; celles du service actif, par exemple, qui fournissent presque autant de maladies des voies respiratoires en été et en automne qu'en hiver et au printemps. Chez les hommes de la Voie, au contraire, la prédominance se manifeste plutôt à la fin de l'hiver, époque d'une activité un peu plus grande dans les travaux.

Quoi qu'il en soit de certaines professions en particulier, il n'en est pas moins vrai que la préférence des maladies que j'étudie tantôt pour un versant, tantôt pour l'autre, et dans la dernière année pour tous à la fois, indique non-seulement des influences épidémiques plus ou moins marquées, mais une action manifeste des phénomènes météorologiques, un trouble dans la marche des saisons. En effet, les vents du Sud qui amènent plus spécialement les pluies sur le versant oriental, ceux de l'Ouest pour le versant occidental, ceux du Nord et de l'Ouest pour le plateau, ont apporté successivement sur ces divers points une humidité qui a produit l'apparition ou l'aggravation des maladies des organes respiratoires. Pour ne parler que des faits qu'il m'a été permis de constater, je puis établir un rapprochement facile entre l'expansion presque générale de ces maladies le long de tout le réseau pendant l'année dernière, où une grande humidité a régné au printemps, à l'époque des inondations, où il y a eu aussi une grande variabilité dans les hauteurs barométriques et thermométriques et dans la direction des vents. Je puis noter aussi la diminution des maladies pendant les mois d'août et septembre, leur intensité moindre à Besançon où les variations ont été moins prononcées qu'à Lyon, etc.

Indépendamment de ces influences générales, il faut reconnaître que parfois la position géographique et la constitution du sol ont exercé une influence sur certaines affections ; sur les affections catarrhales, par exemple, dont j'ai signalé plus spécialement la présence le long des grands cours d'eau, sur les affections aiguës des poumons et de la gorge que l'on a vues dominer au contraire sur les terrains secs, élevés et exposés aux vents aigus, à Dijon, Dôle, Tonnerre, etc.

Je n'ai rien de spécial à dire sur les divers traitements employés, si ce n'est que dans les pays à fièvres les antipériodiques ont dû jouer leur rôle ordinaire, parce que les phénomènes d'intermittence sont parfois venus s'ajouter aux symptômes dans les affections aiguës. C'est aussi sur les malades habitant ou ayant habité ces mêmes pays que dans ces affections nous avons jugé nécessaire de nous montrer autant que possible réservés dans l'emploi des évacuations sanguines.

Maladies des Articulations et des Muscles.

Le plus nombreux après les deux précédents, ce groupe se compose surtout de courbatures et douleurs rhumatismales de toute espèce et de tout siége (lumbagos principalement, pleurodynies, douleurs musculaires des membres, etc.), et d'une proportion beaucoup plus faible de rhumatismes aigus (155) rarement graves, et de 6 rhumatismes goutteux.

J'ai dit plus haut que les professions le plus fréquemment atteintes par ces maladies étaient la plupart de celles du service du Mouvement et du service actif. Les affections aiguës sont aussi plus fréquentes chez les mécaniciens et chauffeurs et les hommes d'équipe des gares, puis chez les laveurs et nettoyeurs ; mais elles se présentent encore avec un chiffre assez élevé chez les monteurs et ajusteurs, et chez les hommes de la Voie, qui cependant ont été généralement moins atteints que la plupart des autres professions par les affections rhumatismales ; pour celles-ci comme pour les précédentes, il n'y a donc pas eu toujours relation exacte entre le nombre des affections graves et celui du groupe auquel elles appartiennent, ce que je ne puis expliquer que par les causes précédemment indiquées. Les quelques affections goutteuses observées appartiennent toutes à des employés sédentaires des gares. Quant aux causes, on peut en trouver la plus grande partie dans l'impression prolongée de l'humidité et des variations atmosphériques chez les ouvriers qui travaillent sur place, dans les courants d'air, dans les imprudences commises (efforts musculaires suivis de refroidissement), dans l'activité plus grande des travaux, quoique l'habitude atténue singulièrement l'effet de ces diverses causes ; enfin j'ai signalé l'emploi des essences comme une cause de douleurs arthritiques chez les peintres. J'ai déjà dit, dans la première partie, que les douleurs des extrémités inférieures, lorsqu'elles ont lieu chez les mécaniciens et chauffeurs, n'affectaient pas plutôt l'un des côtés du corps que l'autre, et n'offraient rien de spécial dans la forme ou la durée ; je ne reviendrai pas sur ce sujet (1).

Il faut, selon moi, chercher l'une des causes les plus fréquentes des douleurs rhumatismales dans l'irrégularité ou les dérangements des fonctions digestives. J'ai toujours trouvé chez toutes les professions une corrélation entre ces affections et celles des organes digestifs ; on peut s'en assurer en jetant

(1) La première partie de ce travail était imprimée lorsque j'ai pu prendre connaissance de la publication du docteur Duchesne, intitulée *Des Chemins de fer ; de leur influence sur la santé des mécaniciens et chauffeurs*. La lecture de cet ouvrage n'a rien changé aux opinions que j'ai émises plus haut.

un coup d'œil sur le tableau comparatif. C'est qu'en effet de la régularité de la nutrition dépend en grande partie celle des autres fonctions et le degré de résistance aux causes de maladies.

Les régions qui ont présenté celles que j'étudie en plus forte proportion sont, comme on doit bien le penser, celles où existent les gares les plus importantes et les travaux les plus actifs : ainsi Dijon, Lyon, Paris, Montereau, puis Villefranche, Dôle, Besançon, etc.

Mais il en est une qui se distingue entre toutes les autres par la fréquence plus grande des affections rhumatismales ; c'est Dijon et les pays qui l'avoisinent, pays secs, élevés, mais où les courants d'air sont vifs, pénétrants, et donnent une certaine vigueur aux affections aiguës, rhumatismales en particulier ; si, à cette exception près, ces sortes de maladies ont varié pour le nombre selon les localités, il faut reconnaître qu'elles se sont un peu multipliées pendant les deux dernières années marquées par l'irrégularité des saisons et une plus grande humidité, surtout en 1856, qui a fourni un chiffre plus élevé au printemps. Cette saison au reste est toujours une de celles où les affections rhumatismales dominent ; mais on les voit encore très-nombreuses vers l'automne chez les employés du Mouvement et du service actif, en hiver et surtout vers la fin de cette saison, chez les hommes de la Voie, époques où les travaux prennent en général une plus grande activité pour ces divers services.

Ainsi les causes traumatiques prennent dans le

développement des maladies des articulations et des muscles une part au moins aussi grande que les causes internes (affections intestinales) et que les causes générales (localités, expositions, saisons, etc.).

Les moyens de traitement mis en usage pour les combattre n'ont ordinairement rien offert de spécial. Dans les cas légers nous avons tous fait un grand usage des excitants extérieurs : frictions, rubéfiants, des bains de toute sorte. Ce que j'ai dit plus haut de la corrélation existant entre les affections rhumatismales et celles des intestins m'engage naturellement à insister sur l'avantage que l'on retire du régime et souvent des purgatifs dans les cas de douleurs rhumatismales si fréquemment accompagnées d'embarras gastriques.

Fièvres essentielles.

Ce groupe de maladies occupe le 5e ordre de fréquence et se compose de fièvres intermittentes quotidiennes, tierces ou quartes, quelquefois rémittentes, les deux premières espèces étant infiniment plus nombreuses, et les fièvres quartes se montrant plus fréquentes vers Joigny et les quotidiennes rémittentes vers Châlon. Je dois de suite faire remarquer que, malgré le chiffre très-élevé des fièvres dans certaines localités, il ne s'est présenté pendant les 3 périodes que trois cas bien reconnus de fièvres pernicieuses; encore n'est-ce pas dans ces localités elles-mêmes qu'elles ont été observées. D'où l'on peut déjà conclure, ce me semble, que, sous notre climat, le nombre des fièvres pernicieuses n'est nullement en relation avec celui des fièvres intermittentes dans les localités où elles sont endémiques. On a fait et j'ai pu faire moi-même l'observation contraire dans les pays chauds. J'ai déjà dit dans la première partie de ce travail que les professions atteintes en plus forte proportion par ces maladies étaient en première ligne les hommes de la Voie, puis les employés de certaines gares et de certains dépôts de la ligne.

Ce sont, en effet et d'abord, les sections de la ligne comprises entre Montereau, Sens, Joigny et Tonnerre, sur le versant occidental, qui sont le plus vivement frappées par les fièvres intermittentes, que l'on retrouve, mais en moindre quantité, à Auxerre, à Melun et à Bercy même.

Les pays que je viens de désigner sont, comme on le sait déjà, sillonnés par de grands cours d'eau auxquels viennent se joindre une foule de petits affluents, parcourant tous des vallées dont le sol offre peu de pente, reste souvent humide, et dont le sous-sol est, comme l'indique le tracé géologique, composé de craie blanche imperméable et de sables argileux. J'ajoute que ce versant est le plus exposé aux vents humides de l'Ouest, toutes conditions favorisant la permanence de l'humidité, la stagnation des eaux et la formation des marécages.

Sur le versant oriental on voit reparaître les fièvres, spécialement sur les terrains d'alluvions de la Bresse. Plus nombreuses à Villefranche à cause de la position de cette section vis-à-vis les plaines les plus marécageuses de la Bresse, qui s'étalent sur la rive opposée de la Saône, elles le sont moins à

Châlon et à Mâcon ; et, fait digne de remarque, on ne les retrouve plus entre ces deux villes, c'est-à-dire aux environs de Tournus, sur l'espèce de promontoire que forme vers ce point le calcaire jurassique sous-jacent aux alluvions de la Bresse et de la Saône dont il semble anéantir l'effet. Au reste, sur le versant que j'étudie les fièvres sont généralement moins abondantes que sur l'autre, parce que les pentes sont plus rapides, l'écoulement des eaux plus facile, les vallées moins étroites, le pays plus découvert à l'Est, et enfin les vents ordinairement plus secs. Sur le plateau, les fièvres se retrouvent encore à l'état endémique entre Auxonne et Gray où le terrain est encore composé d'alluvions de la Bresse sous-jacentes aux argiles des terrains jurassiques et aux alluvions de la Saône, ce qui place ces pays dans les mêmes conditions d'insalubrité.

Ainsi l'étude géologique des divers points de la ligne nous fournit de précieux renseignements sur la cause principale des fièvres intermittentes.

Si l'on rencontre encore ces maladies chez un certain nombre d'individus habitant beaucoup d'autres localités de la ligne, qui ne se trouvent pas dans les sections qui viennent d'être indiquées, cela tient à d'autres causes qu'il est important de faire connaître : 1º c'est que bon nombre d'employés de la Compagnie sont exposés à changer de résidence, à quitter, par exemple, une gare ou un dépôt placés dans des pays à fièvres pour en venir habiter un où elles n'existent pas, et réciproquement. Or, tous les médecins savent combien il est commun de voir la disposition fébrile contractée, persister et se réveiller même après plusieurs années et loin du foyer épidémique. Aussi nos relevés indiquent-ils un certain nombre de fébricitants à Dijon, Dôle, etc..., pays secs à sous-sol jurassique, où les fièvres évidemment n'apparaissent qu'accidentellement.

2° C'est que, indépendamment de la situation topographique, de l'exposition, de l'humidité et de la composition du sol, il existe une cause artificielle de fièvres intermittentes inhérentes à la construction même des chemins de fer en général, cause que j'ai signalée déjà dans d'autres travaux. Je veux parler des déplacements considérables de terrains que nécessite l'élévation des chaussées en remblais, déplacements qui laissent souvent le long de la voie de longues lacunes, ou, pour me servir du terme technique, des *emprunts*, dont les cavités se remplissent d'eau qui y arrive soit directement des cours d'eau voisins, soit par filtration à travers les terres, soit par les pluies elles-mêmes. Ces eaux, s'accumulant dans ces emprunts, pour peu qu'elles rencontrent un sol imperméable et qu'elles ne trouvent pas ou qu'on ne leur procure pas un écoulement facile, deviennent stagnantes et, à l'époque des chaleurs, constituent de véritables foyers d'infection paludéenne. Je pourrais citer des localités où, avec les meilleures conditions hygiéniques et de composition du sol, les fièvres se sont développées depuis la construction des chemins de fer, principalement sous l'influence des emprunts marécageux. J'ai à peine besoin d'ajouter que ceux-ci favorisent singulièrement l'expansion des fièvres dans les pays où elles sont endémiques. C'est ce que nous avions remarqué sur la ligne de Lyon avant les nombreux travaux entrepris par la Compagnie dans un but d'assainissement. Il est à désirer que les autres Compagnies aient aussi bien compris l'importance de cette question d'hygiène publique et emploient des moyens analogues contre un état de choses qui, sans eux, multiplierait bientôt cette nouvelle cause d'insalubrité avec les mailles de l'immense réseau de chemins de fer qui doit couvrir la France dans quelques années. Je prends un exemple sur la ligne de Lyon, ligne construite, de l'aveu de tous, dans les conditions les plus savantes et les plus habiles, et je trouve, sur une longueur de 288 kilom. de voie du versant occidental, 236 kilom. construits en remblais ayant produit 48 kilom. d'emprunts submergés, c'est-à-dire $\frac{1}{6}$ de la longueur totale. Que l'on fasse l'application de ces données à tout le réseau des chemins de fer construits aujourd'hui sur le territoire français, et il sera facile de calculer toute l'étendue d'un tel mal qu'on laisserait sans remède. Pour tous ceux qui connaissent les ravages que les fièvres intermittentes produisent dans la constitution, l'urgence de ce remède n'est pas douteuse. Les ingénieurs de la Compagnie de Lyon l'ont parfaitement compris, et non-seulement ils ont employé et emploient encore chaque jour tous les moyens propres à favoriser l'écoulement, le renouvellement ou l'assèchement des eaux contenues dans les emprunts submergés, mais dans la construction des voies nouvelles ils font leur possible pour en éviter la formation. Voici la preuve mathématique des bons résultats qui ont été obtenus chaque année à l'aide de ces sages précautions.

En 1854 les fièvres intermittentes avaient atteint $\frac{1}{13}$ du personnel, en 1855 elles n'avaient frappé que $\frac{1}{14}$ et en 1856 $\frac{1}{16}$ seulement de ce même personnel ; diminution d'autant plus remarquable pour cette dernière année que, comme chacun sait, elle a été signalée vers le printemps par des inondations considérables le long d'une très-grande partie de notre réseau, inondations suivies de temps chauds et humides qui ont encore contribué au développement déjà immense des émanations marécageuses. Pendant ces deux dernières années, en outre, les conditions atmosphériques avaient été généralement peu favorables. Humidité persistante des saisons, règne fréquent des vents humides, Ouest sur le versant occidental, Sud sur le versant oriental ; pendant l'automne de l'année dernière, temps moitié couverts et humides, avec retours alternatifs de chaleurs assez fortes, etc...

Les détails dans lesquels je viens d'entrer au sujet des causes soit naturelles, soit artificielles des fièvres intermittentes, expliquent suffisamment pourquoi les employés les plus exposés à contracter ces maladies, sont ceux qui habitent ou travaillent le long de la voie, puis ceux de certaines gares et dépôts.

Quant aux saisons, il reste toujours bien certain, que sous notre zone, c'est au printemps et à l'automne que les fièvres intermittentes deviennent plus nombreuses, leur plus ou moins d'activité se manifestant tantôt dans l'une, tantôt dans l'autre de ces saisons, selon le degré de chaleur amené par le soleil après les temps humides. Cependant, nous voyons encore assez fréquemment ces fièvres se développer en été et même en hiver, et cela sous l'influence de causes tout individuelles. Ainsi, il est bien certain que chez les individus qui ont contracté jadis les fièvres, ou qui ont habité, même peu de temps, les pays à fièvres, les refroidissements ou l'insolation et surtout les troubles intestinaux sont des causes d'apparition ou de réapparition d'accès fébriles qui révêtent bientôt le caractère intermittent, quelle que soit la localité actuellement habitée par les malades.

On doit penser, par conséquent, que le long du chemin de fer de Lyon beaucoup de maladies doivent revêtir le caractère intermittent, surtout dans les sections à fièvres ; aussi, tout en combattant la maladie principale à l'aide des moyens appropriés, est-on souvent contraint de leur associer les antipériodiques.

Quant au traitement des fièvres intermittentes elles-mêmes, une condition qui m'a paru la plus importante à observer au début, est l'emploi des moyens propres à détruire ou à éloigner les complications gastriques ou autres, qui peuvent nuire à l'action des spécifiques. J'ai vu quelquefois ces moyens seuls empêcher le développement ou le retour des accès, soit en débarrassant l'organisme d'une cause d'irritation, soit en produisant une perturbation salutaire.

Le quinquina est employé par nos médecins sur une large échelle, et sous toutes les formes; ceux qui habitent les sections à fièvres, surtout Sens et Joigny, se trouvent bien dans les cas rebelles de de l'usage du bolus ad quartanam, ou d'un électuaire de composition analogue. Ils sont aussi contraints assez fréquemment d'associer les préparations de fer à celles de quinquina, surtout chez certains employés du service de la Voie, qui présentent la chloro-anémie des fébricitants.

Quel que soit le traitement mis en usage, les récidives sont fréquentes et nombreuses, et ont lieu chez quelques individus sous l'influence des moindres causes. Un des faits les plus remarquables que je connaisse, est celui déjà cité de ce chauffeur qui se trouvait repris de fièvre chaque fois que, monté sur sa machine, il stationnait en traversant Montereau. Nous comprenons d'autant mieux l'urgence d'un traitement actif des fièvres intermittentes, qu'on nous a vu attribuer, en partie du moins, à la cachexie paludéenne la susceptibilité que contractent certains employés pour les affections graves de la poitrine et des voies digestives.

Maladies de la Peau.

Ce groupe de maladies, qui se trouve le septième par ordre de fréquence, comprend beaucoup de genres; parmi lesquels les plus nombreux sont les prurigo, eczéma, herpes, acné, urticaire, quelques impetigo, gales, etc. Puis, parmi les maladies aiguës fébriles plus graves : 8 érysipèles, 2 scarlatines, 2 zonas, 11 varioles, 3 varicelles, enfin et surtout, 61 cas de suette miliaire observés pendant l'épidémie de 1854, et dont les 5 décès se sont confondus avec ceux de choléra.

Les professions le plus souvent atteintes par les maladies de la peau ont été, comme on peut le voir plus haut, d'abord, un bon nombre d'ouvriers des ateliers des machines, qui ont eu aussi en partage une certaine quantité d'éruptions aiguës et fébriles, puis les employés des gares et du service actif; quant à ceux de la Voie, ce sont eux qui ont présenté le chiffre le plus élevé de suettes miliaires. Chez toutes ces professions, nous avons vu les corps étrangers, l'humidité, les refroidissements, les courants d'air, parfois le maniement de certains colis, enfin le feu des foyers, être des causes plus ou moins probables des maladies de la peau. Il faut y ajouter, comme cause efficace, les irritations intestinales. Je rappellerai enfin que si, chez certaines professions du service actif, les maladies de la peau sont aussi rares, il faut l'attribuer soit à l'endurcissement de la peau par le contact de l'air vif, soit à l'enduit protecteur que lui forment les corps gras dont elle est recouverte pendant le travail.

C'est, entre toutes les sections de la ligne, celle de Dijon qui a fourni le chiffre le plus élevé de maladies de la peau. Les autres lui sont bien inférieures ; elles se rangent dans l'ordre suivant : Lyon, Paris, Tonnerre, Mâcon, Montbard. Dôle et Besançon. A quoi tient cette sorte de prédilection pour Dijon?

Je crois qu'il faut l'attribuer et aux causes locales déjà signalées, et sensibles particulièrement dans la gare dirigée du Nord-Ouest au Sud-Est, et sans doute au genre de nourriture des employés et ouvriers.

Quant aux formes aiguës et graves des maladies de la peau, elles se sont réparties d'une manière à peu près égale, à l'exception de la suette miliaire épidémique qui, en 1854, s'est trouvée circonscrite à la haute et à la basse Bourgogne, atteignant plus spécialement les sections de Dijon, Joigny, Tonnerre, Sens, Montbard, Châlon-sur-Saône, sections parmi lesquelles on en reconnaît quatre appartenant à des pays à fièvres. C'est aussi pendant cette même année 1854 que le nombre des maladies de la peau s'est généralement élevé. Depuis cette époque, elles ont été en décroissance.

Les affections de la peau, aiguës et graves, ont fait leur apparition habituelle au printemps; mais les autres ont été plus nombreuses pendant les trimestres d'été et d'automne surtout, sous l'influence sans doute, des refroidissements et des écarts de régime. En 1856, cependant, la part des saisons a été à peu près égale, ce dont je ne saurais donner une explication satisfaisante.

Les faits que j'ai énoncés plus haut, relativement aux causes des maladies de la peau, viennent confirmer cette loi de relation que l'on sait exister entre les affections du tégument externe et celles des muqueuses digestive et laryngo-bronchique. Il y a, en effet, concordance entre le nombre, le degré d'intensité de ces deux ordres de maladies et les régions où elles se sont montrées en plus grand nombre. Cette relation s'est même fait sentir pour le choléra, qui le long de la ligne de Lyon a regné plus spécialement dans les régions de la haute et de la basse Bourgogne, qui ont le plus souffert de l'épidémie de suette. On pourrait se demander encore si cette dermatose, apparaissant plus particulièrement dans les pays à fièvres intermittentes, n'aurait pas quelques relations de cause à effet avec ces dernières maladies.

Maladies du Cerveau et du Système nerveux.

Placé le 8me dans la série des groupes de maladie, celui-ci se compose en très-grande majorité de névralgies, surtout faciales et sciatiques, d'un assez grand nombre de congestions cérébrales (80), d'un nombre beaucoup plus limité (10, dont 3 décès) d'inflammations aiguës du cerveau et de ses enveloppes, d'un ramollissement cérébral, 1 myélite, 3 apoplexies (1 décès pour chacune), 3 paralysies, 5 commotions cérébrales et 5 épilepsies. Il est donc nécessaire d'établir une division dans l'étude de ces maladies.

Les premières, en effet, les névralgies, que l'on sait déjà être plus fréquentes chez les ouvriers des ateliers, des gares et des dépôts, reconnaissent presque les mêmes causes que les affections rhumatismales, les refroidissements, l'humidité, parfois même les efforts. Les secondes, c'est-à-dire les congestions et affections aigües des centres nerveux et les maladies nerveuses générales, plus communes aux employés et ouvriers de la Voie et du service actif, sont nées plus spécialement sous l'influence de l'insolation, quelquefois de causes traumatiques, de chutes, de chocs, dans des cas rares enfin, du froid ou de l'absorption de quelques substances délétères, essences, préparations de plomb, etc... On peut s'étonner de voir les affections des centres nerveux si peu nombreuses chez des hommes souvent exposés aux ardeurs du soleil, du feu, etc.; c'est que, là encore, l'habitude est venue atténuer en grande partie l'effet de ces diverses causes.

C'est dans les sections de Dijon, puis de Lyon, Mâcon, Villefranche, Dôle, Besançon, Tonnerre, Sens, Joigny, Paris, etc., que s'observent plus fréquemment les maladies du système nerveux. Elles semblent donc s'être montrées plus souvent sur le versant oriental et sur le plateau, et en particulier à Dijon, où il existe des ateliers, et où elles coïncident avec l'abondance des affections rhumatismales. Là, en effet, comme dans plusieurs villes du versant oriental, Lyon, Mâcon, il existe de grandes gares dirigées du Nord au Sud, où les courants d'air agissent sur le développement des névralgies, et contre lesquels les hommes ne prennent jamais toutes les précautions nécessaires. A Paris, c'est dans les ateliers qu'on retrouve ces maladies, qui dominent encore dans certaines gares des pays à fièvres, maladies dont tout le monde connaît les relations avec les névralgies. Enfin ces dernières, et les affections cérébrales, contractées dans les trains ou sur la voie, sont tout aussi nombreuses que celles qui ont atteint les hommes dans les gares et les ateliers.

Ces diverses maladies paraissent s'être réparties

à peu près également entre les quatre années où elles ont été observées. Mais on reconnaît leur prépondérance constante pendant les saisons de printemps et d'été, soit en raison des variations de température et de l'influence des premiers rayons solaires, au printemps, soit à cause de l'élévation de la température et des refroidissements plus fréquents en été, à la suite du travail.

Il ne faut pas oublier, cependant, que l'on voit quelquefois, pendant l'hiver, l'intensité du froid, augmentée par les courants d'air et l'humidité, produire des réactions qui ont amené soit des névralgies, soit même des congestions cérébrales. Je n'ai pas remarqué que l'humidité de l'année 1856 eût augmenté le nombre des affections du cerveau et du système nerveux.

Maladies du Cœur et du Système circulatoire.

Ces maladies, peu nombreuses et qui occupent le douzième ordre de fréquence, sont composées d'un très-petit nombre d'affections du cœur, 5 hypertrophies et 1 anévrysme de la crosse de l'aorte (2 décès) qui se sont rencontrés plus spécialement chez les ouvriers des ateliers et les employés du service de la Voie, puis de quelques chloroses et anasarques chez ces derniers, et surtout chez les femmes gardes-barrières, exposées sur beaucoup de points de la ligne aux influences paludéennes. Les autres affections de ce groupe ont consisté en cas de pléthore, plus communs chez les hommes du service actif, chez les mécaniciens surtout. Le déplacement, la vie active, la nourriture et la douche d'air excitante chez ceux-ci, la vie stationnaire, une alimentation incomplète ou irrégulière, l'habitation, le séjour ou le travail dans des régions humides chez les autres, sont autant de causes que je ne fais que rappeler. On doit, par conséquent, rencontrer ces maladies en plus grand nombre dans les grands centres où existent des ateliers considérables, Paris, Dijon, puis dans les diverses sections où règnent les fièvres, surtout sur le versant occidental.

L'année 1855 a été signalée par une certaine recrudescence des maladies du cœur et du système circulatoire. Ce fait a-t-il été une conséquence des maladies intestinales, ou des affections morales qui avaient agi pendant la période épidémique de l'année précédente? Cette opinion pourrait être admise, car je ne trouve aucune autre cause, et l'on a vu au contraire que le nombre des fièvres intermittentes avait subi une diminution pendant cette même année.

Quant aux saisons, elles ne paraissent pas avoir exercé, sur les maladies qui nous occupent, une action différente de celle que l'on connaît généralement, c'est-à-dire qu'elle a été un peu plus vive au printemps et à l'automne.

Maladies des Organes génito-urinaires.

Groupe 15e par ordre de fréquence, se trouve composé par conséquent d'un nombre peu élevé de maladies qui comprennent une dizaine de cas de cystite, plus spécialement chez des employés des gares, des gardes de la voie, et quelques ouvriers des ateliers; quelques néphrites chez des hommes des gares, des mécaniciens, des ouvriers des ateliers;

une dizaine d'affections utérines, engorgements, ulcérations, inflammations et des irrégularités de la menstruation chez les femmes gardes-barrières; quelques gravelles chez les employés de bureaux, 1 cas de diabète chez un laveur et 2 cas d'albuminurie chez un ajusteur et un serrurier, affections mortelles qui rentrent plutôt dans le cadre des maladies de la circulation générale; enfin un certain nombre de maladies vénériennes chez toutes les professions. Ces différentes maladies se sont montrées relativement plus nombreuses dans les sections de Paris, Villefranche, Dijon surtout, pendant la dernière année, parmi les hommes des ateliers et du dépôt, et pendant les saisons d'été et d'automne plutôt que dans les autres. Les principales causes des maladies des reins et de la vessie surtout me semblent devoir être rapportées soit aux répercussions de la sueur, soit à une alimentation trop échauffante ou au contraire incomplète, quelquefois à l'abus des liqueurs alcooliques. Quant aux affections utérines, elles se sont montrées plus spécialement chez les femmes gardes-barrières habitant les pays à fièvres.

MALADIES EXTERNES OU CHIRURGICALES.

Lésions traumatiques des Tissus externes.

Ce groupe se trouve placé le 4me dans la série de fréquence, et est par conséquent composé de lésions très-nombreuses et très-variées, depuis les contusions et les plaies les plus simples jusqu'aux plus compliquées, et jusqu'aux brûlures graves (au nombre de 28) et aux coups de tampon dont j'ai déjà signalé la gravité.

On a vu aussi que ces lésions atteignaient plus souvent les employés et les ouvriers du Mouvement, ceux du Matériel et de la Traction, enfin ceux de la Voie. Il faut, je crois, attribuer ces différences aux causes suivantes : dans le premier service, les hommes, tirés d'une foule de professions étrangères, ont toujours un apprentissage à subir chaque fois qu'ils arrivent où qu'ils changent de fonctions ou de localités ; de plus, les mouvements qu'ils ont à exécuter sont très-variés et souvent très-rapides ; les colis qu'ils doivent soulever ont aussi des formes, des poids très-divers, etc. Les services du Matériel, de la Traction, et même de la Voie, se composent au contraire, en très-grande majorité, d'hommes de métier dont les habitudes de travail sont presque traditionnelles, dont les mouvements sont plus réguliers et la plupart du temps exécutés avec moins de précipitation, ce qui leur épargne beaucoup d'accidents.

Comme on doit bien s'y attendre, c'est dans les sections où existent des ateliers et des gares importantes que les lésions qui nous occupent ont été le plus nombreuses. Elles se sont partagées à peu près également entre les trois périodes que j'ai étudiées, mais nous avons remarqué leur plus grande fréquence, en général, pendant l'automne, puis l'été, pour les employés du Mouvement et du Matériel, et vers la fin de l'hiver pour ceux de la Voie, ces diverses saisons correspondant pour chacun de ces services avec une activité plus grande dans les travaux.

Je n'ai pas à parler ici des diverses formes de ces lésions, trop multipliées pour qu'une description soit possible, mais je dois dire que leur siége le plus fréquent a été les extrémités soit supérieures, soit inférieures, et que nous avons eu assez souvent l'occasion de confirmer l'observation souvent faite de la bénignité relative des plaies par arrachement ou par déchirure, tandis que les plaies contuses ont fréquemment offert des complications et de la lenteur dans la cicatrisation. Parmi celles-ci, l'écrasement partiel des doigts et orteils, quelquefois avec lésion des os, a occupé une place importante, et s'est rarement accompagnée d'accidents qui aient exigé l'amputation. Dans toutes ces blessures, au reste, nous nous sommes tous fait un devoir d'employer les moyens propres à éviter cette mesure extrême et si grave pour des ouvriers auxquels il est important de conserver l'intégrité des membres, et nous avons souvent réussi à les leur conserver.

J'ai déjà parlé des contusions produites par les tampons des locomotives, des wagons, etc., sous l'influence de causes fortuites ou de manœuvres imprudentes, et j'ai dit que, le plus ordinairement, ces lésions étaient très-graves, bien qu'elles ne laissassent aucune trace extérieure apparente. Elles ont été assez souvent mortelles (8 fois) chez les employés et surtout les ouvriers des gares, en produisant la déchirure ou plutôt la rupture du foie, de la rate, de l'estomac, etc., viscères placés plus spécialement à hauteur des tampons.

Abcès et Épanchements.

Ce groupe nombreux, placé le 6me par sa fréquence, se compose, en très-grande majorité, de furoncules et de 24 anthrax, que l'on peut tous ranger sous la désignation d'abcès par causes internes, puis d'un assez grand nombre d'abcès par causes traumatiques, panaris, engorgements et abcès du tissu cellulaire et des glandes, suites de contusions, d'efforts; enfin, de trois abcès scrofuleux.

J'ai dit que les abcès par cause interne avaient atteint plus particulièrement les employés du service actif, et un certain nombre d'ouvriers de la Voie; tandis que les abcès par causes traumatiques s'étaient rencontrés plus fréquemment chez les ouvriers des ateliers et des gares. C'est surtout à Dijon, Paris, Lyon, Villefranche, Macon, Châlon, Montereau, Dôle, Besançon, que l'on trouve le plus grand nombre de ces abcès. C'est aussi pendant les deux dernières années, et pendant les saisons d'été et d'automne. En voici les motifs.

Il est certain que les abcès par cause interne ont ordinairement pour origine une irritation générale de l'économie, et principalement des voies digestives; on voit, en effet, leur fréquence coïncider chez les diverses professions, et pendant les mêmes années et les mêmes saisons, avec celles des maladies de ces derniers organes. Je reste donc convaincu qu'il faut les considérer très-souvent comme l'expression extérieure de cette irritation générale ou locale dont ils constituent, dans beaucoup de cas, des phénomènes critiques d'une nature favorable. Nous n'avons eu que deux décès causés par des anthrax volumineux. Quant aux abcès par causes traumatiques ou externes, qui ont atteint les ouvriers des ateliers et des gares, on les voit naturellement se multiplier dans les localités et aux époques où les travaux sont le plus actifs, mais avec d'autant plus de facilité qu'il existe, chez les individus, une des causes d'irritation déjà indiquées.

Je ne veux pas quitter ce sujet sans faire remarquer que parmi les panaris nombreux, quelquefois à forme grave, mais ayant rarement entraîné la nécrose des os, se trouve un certain nombre de cas de cette variété que le professeur J. Cloquet a désignée sous le nom de panaris sous-épidermiques, abcès développés dans la profondeur du tissu cellulaire sous-jacent, aux durillons qui s'observent à la paume des mains ou à la plante des pieds, chez beaucoup d'ouvriers des ateliers et des dépôts, chez les mécaniciens et chauffeurs, chez les facteurs et conducteurs.

De ces faits, on doit tirer une conséquence naturelle pour la marche à suivre dans le traitement : c'est que, autant on peut, dans la plupart des cas, livrer la nature à elle-même dans les abcès par cause interne, autant, au contraire, l'art doit intervenir rapidement dans les abcès par cause traumatique.

Maladies des Yeux.

Ces affections, 9mes par ordre de fréquence, comprennent un grand nombre de conjonctivites de toutes les formes et de tous les degrés, chez la plupart des professions, une 10e de kératites, et 8 ou 9 iritis, principalement chez les ouvriers des ateliers, puis chez ceux des gares et du service actif ; enfin, 8 affections amaurotiques à des degrés peu graves, chez quelques employés des gares et de la Voie.

On trouve donc les maladies des yeux plus nombreuses là où existent de grands ateliers, à Paris, à Dijon, et dans les grandes gares, à Lyon, Mâcon, Besançon, Montereau. Leur chiffre s'est aussi plus élevé en 1856 que pendant les années précédentes, et c'est plus spécialement vers le printemps qu'on les voit se multiplier. Ce fait a été remarqué surtout à Lyon, en 1855; mais, l'année suivante, leur répartition s'est faite d'une manière un peu plus égale entre l'hiver et le printemps, puis entre l'été et l'automne.

Les faits observés viennent nous démontrer que les maladies des yeux doivent être divisées selon que leurs causes sont indirectes ou internes, et directes ou traumatiques.

Les premières se sont développées sous l'influence des épidémies et des saisons, surtout lorsqu'elles ont été humides, ainsi que l'augmentation de ces maladies pendant l'année 1856 nous en fournit un exemple. Il faut compter aussi, parmi leurs causes assez fréquentes ou prédisposantes, un état d'excitation générale de l'économie ou même d'irritation locale des voies aériennes ou digestives ; puis d'autres causes un peu plus directes, telles que les courants d'air dans les gares, les wagons, les vigies, et presque jamais la réverbération des rayons solaires, ou le feu des foyers dans les ateliers de forges ou sur les machines.

Quant aux maladies des yeux par causes directes ou traumatiques : les poussières de la voie, des colis, du combustible et surtout les éclats de métaux, ont été des causes fréquentes de lésions plus ou moins graves de la sclérotique, de la cornée et de l'iris, mais n'ont entraîné que dans 2 circonstances la perte de l'organe.

Je ferai de nouveau remarquer ici l'espèce d'immunité que certaines professions, qui y sont cependant le plus exposées, acquièrent contre les diverses causes d'irritation du globe de l'œil ou des paupières. C'est ainsi que les monteurs, les ajusteurs, les nettoyeurs, les coketiers, les chauffeurs et mécaniciens, les chefs de train et conducteurs, souvent entourés de poussières de toutes sortes, ou exposés à recevoir des rayons lumineux très-vifs, ne présentent qu'un nombre très-modéré de ces sortes de maladies. Chez tous, l'habitude a atténué les effets des causes d'irritation, et je ne doute pas que l'impression très-fréquente d'un air vif, chez les hommes du service actif, ne fortifie l'organe de la vue et ne le rende moins impressionnable : observation que nous avons déjà faite à l'occasion de la peau, des muqueuses, des organes respiratoires, etc.

On comprend que je ne puisse entrer ici dans la description des traitements variés qui ont été mis en usage, et qui, d'ailleurs, n'ont rien offert de remarquable.

Lésions traumatiques des Articulations et des Muscles.

Ce groupe de maladies, qui occupe le 10e ordre de fréquence, se compose d'un assez grand nombre de déchirures de fibres musculaires et d'entorses, de plusieurs arthrites par causes traumatiques, dont 4 seulement suivies d'hydarthroses, puis de 14 luxations dont 4 scapulo-humérales, 4 huméro-cubitales, 3 radio-carpiennes, 3 des doigts ou orteils, 1 de la mâchoire inférieure.

Ce sont, on le sait, les hommes des ateliers, des gares et du service actif qui ont supporté la plus forte part de ces diverses lésions légères ou graves.

Relativement aux régions où elles ont été observées, je ne pourrais que répéter ici l'observation faite au sujet des autres maladies chirurgicales.

Je dois ajouter qu'elles n'out pas offert un chiffre sensiblement plus élevé dans une année que dans l'autre, sauf peut-être 1854, où il y a eu une très-légère augmentation. Elles se sont, en général, montrées un peu plus nombreuses en automne et à la fin de l'hiver, époques d'un certain accroissement dans les travaux, d'une part pour les services du Mouvement, du Matériel et de la Traction, de l'autre, pour celui de la Voie. Aucun décès n'a été la conséquence de ces diverses lésions.

Maladies des Glandes et Ganglions lymphatiques.

Ces maladies, 11mes par ordre de fréquence, et composées presque entièrement d'engorgements des glandes axillaires et inguinales, beaucoup plus rarement de celles du cou, des articulations du coude, du jarret, etc., ont atteint plus spécialement les ouvriers des ateliers, puis les employés et ouvriers du Mouvement, et rarement ceux de la Voie. On les a observées plus particulièrement dans les sections de Paris, Dijon, Mâcon et Lyon, et elles ont été relativement plus nombreuses en 1855 que dans les autres années, se multipliant plutôt en hiver et en été, saisons signalées par une plus grande humidité, tandis qu'elles avaient préféré l'été et l'automne en 1854, année du choléra, et toutes les saisons à peu près en 1856, où cependant elles ont été moins nombreuses. La plupart des engorgements des glandes situées au pli des articulations ont été le résultat d'efforts ou de coups directs, tandis que les autres se sont montrés à la suite de refroidissements. Ceux des creux axillaires se sont beaucoup plus souvent terminés par suppuration que ceux du cou ou de l'aine; mais ces derniers ont passé plus fréquemment que les autres à l'état chronique, même en l'absence d'une affection constitutionnelle antérieure. Il n'en est pas, cependant, qui aient exigé l'extirpation ou aient entraîné une terminaison fatale.

Les engorgements des glandes pourraient, sous le rapport des causes internes, être rapprochés des furoncles et des anthrax, qui se développent plus volontiers sous l'influence d'un état général d'irritation, ou d'un certain trouble des fonctions digestives.

Maladies des Vaisseaux.

Ce groupe, placé le 13e, comprend les varices des extrémités inférieures, les plus nombreuses de ces lésions, puis quelques tumeurs hémorroïdales plus ou moins volumineuses, et enfin quelques hémorrhagies traumatiques très-rares.

Après les ouvriers des ateliers, on a vu que c'étaient ceux du Mouvement qui avaient offert le chiffre le plus élevé de ces maladies. On sait, en effet, que la stase du sang et la formation des varices des extrémités inférieures se rencontrent particulièrement dans les professions qui exigent une station verticale prolongée, un travail sur place avec des mouvements limités. J'ai fait remarquer cependant que ces lésions n'étaient pas très-communes chez les mécaniciens et chauffeurs, parce que la station s'accompagnait chez eux d'un mouvement de trépidation qui exigeait une contraction et un mouvement fibrillaire des muscles capables d'atténuer en partie ses effets. Si les varices sont moins nombreuses chez les hommes de la Voie, c'est qu'ils ont des mouvements plus fréquents, plus variés et plus étendus que les précédents.

Ces maladies ont sensiblement diminué de nombre pendant la troisième période de mes recherches, sans doute parce que l'on a mis une plus grande sévérité dans l'examen et dans l'admission des hommes.

Nous avons vu très-peu de tumeurs variqueuses se rompre, mais assez souvent nous avons constaté leur ulcération et le développement de ces eczémas rebelles que la compression, aidée par les toniques et les astringents, parvenait seule à faire cesser.

Quant aux hémorrhoïdes, elles se sont rencontrées plus souvent chez les employés qui prennent habituellement une nourriture échauffante, et sont sujets à la constipation, tels que ceux du service actif entre autres, ou à la suite des irritations et dérangements intestinaux qui avaient congestionné les vaisseaux hémorrhoïdaux ; le gonflement et la rupture de ceux-ci constituaient quelquefois, dans ce cas, une crise favorable.

Lésions traumatiques et Maladies des Os.

Ce 14e groupe a été comparativement peu nombreux. Parmi ces lésions on distingue 5 fractures du crâne, dont 4 mortelles ; 2 fractures de la mâchoire inférieure, 4 fractures de côtes ; 26 des extrémités supérieures (1 de l'omoplate, 1 de la clavicule, 18 du bras ou de l'avant-bras, 7 des doigts), toutes guéries ; puis 1 fracture de la colonne lombaire, suivie de mort ; 25 fractures des extrémités inférieures (1 de la cuisse suivie de mort, 18 des jambes dont 3 ont exigé l'amputation, et dont 1 a été suivie de mort, 3 du tarse et du métatarse dont 2 ont exigé l'amputation, l'une totale, l'autre partielle du pied, celle-ci mortelle ; 3 des orteils guéries) ; puis 4 caries scrofuleuses ou tuberculeuses du sternum, des côtes ou de la colonne vertébrale, 2 nécroses des doigts ou orteils, une periostite du tibia. Enfin j'ai rangé dans le même groupe les écrasements par des trains au nombre de 8 et suivis d'une mort immédiate.

Ce sont les hommes des ateliers, de la Voie, du service actif et des gares qui ont eu successivement la plus forte part à ces diverses blessures, dont la proportion s'est montrée un peu plus élevée en 1855, année où les travaux ont pris en général un plus grand développement. C'est encore pour la même raison qu'elles ont été plus nombreuses pendant l'automne pour les employés et ouvriers du Matériel, de la Traction et du Mouvement, et pendant le commencement du printemps pour ceux de la Voie.

Les causes principales des lésions des os ont été le choc direct des différentes pièces dans les ateliers, ou des machines et wagons soit dans les dépôts et les gares, soit sur la voie; les collisions de trains heureusement très-rares, enfin les chutes et très-rarement l'entraînement des membres par les engrenages des ateliers.

On a vu plus haut que l'amputation n'avait été jugée nécessaire que dans des circonstances assez rares, et que dans la plupart des cas la guérison avait été obtenue à l'aide des moyens contentifs et des précautions ordinaires.

Afin de rendre les secours plus prompts et plus efficaces, surtout dans les accidents qui arrivent sur la voie, nous avons fait déposer dans les principales gares, et indépendamment des boîtes de secours munies des instruments, appareils et médicaments nécessaires, qui y existaient déjà : 1° des approvisionnements de linge et de médicaments; 2° un certain nombre de gouttières en fil étamé et flexibles, dont l'usage est très-commode parce qu'elles permettent un pansement simple et rapide sur place en même temps qu'un transport bien moins douloureux pour le malade ; 3° nous avons fait aussi construire des brancards d'une forme particulière et à l'aide desquels un seul homme peut transporter un malade soit sur le sol, soit le long des rails.

Lésions traumatiques des Organes génito-urinaires.

Ce 16e groupe par ordre de fréquence est composé en très-grande partie d'orchites traumatiques, d'un certain nombre de varicocèles volumineuses (12 à 15) et de 3 hydrocèles. Ces lésions, qui ont atteint plus fréquemment les ouvriers des ateliers et les facteurs, puis les conducteurs, quelques mécaniciens et chauffeurs, et rarement les gardes de la voie, ont été un peu plus communes à la fin de la deuxième période et au commencement de la troisième (1854, 1855), et se sont montrées plus rares depuis, peut-être par suite d'une plus grande habitude acquise dans les travaux. Toutes ont eu pour cause des efforts, des chutes sur les pieds, et plus souvent des coups directs pendant les travaux ; mais aucune n'a entraîné d'accidents graves, ou exigé de traitement autre que ceux ordinairement mis en usage.

Hernies.

Un des groupes de maladies les moins nombreux, est placé le 17e. Ces hernies ont presque toutes été inguinales, 2 seulement ont été crurales, et les premières ont été doubles dans environ un huitième des cas.

Beaucoup plus nombreuses chez les ouvriers des ateliers, puis chez les employés du Mouvement, elles ont été rares chez les gardes. A cette fréquence ou à cette rareté l'on peut assigner, outre les efforts violents, à peu près les mêmes causes qu'aux lésions précédentes, station verticale, travail sur place, etc.

Il ne s'est présenté que 2 étranglements de hernies inguinales qui ont été, l'un opéré, l'autre réduit avec succès.

RÉSUMÉ DE LA DEUXIÈME PARTIE.

Les maladies internes ou médicales, trois fois plus nombreuses que les maladies externes ou chirurgicales chez toutes les professions, ont eu :

1° Pour causes générales, les influences épidémiques selon les années, les saisons et les phénomènes météorologiques, la situation, l'exposition des divers établissements de la Compagnie, et la nature du sol, quelquefois modifié par les travaux d'art.

2° Pour causes individuelles : souvent les refroidissements par absence des précautions nécessaires, les écarts de régime, ou la mauvaise direction de l'alimentation ; quelquefois les efforts ; très-rarement les émanations et poussières métalliques, celles de la voie, des combustibles, des colis, la chaleur des rayons solaires, et presque jamais celle des foyers.

Le nombre des décès fourni par ces maladies s'est peu élevé, puisque son rapport a été : : 1 : 120 pour leur total, et : : 1 : 148 pour le chiffre total du personnel.

Les maladies externes ou chirurgicales, inférieures

des $\frac{2}{3}$ aux précédentes par le nombre, ont été en grande partie le résultat des travaux, d'imprudences ou d'accidents fortuits. Elles se sont montrées par conséquent plus fréquentes dans les sections où existent des ateliers et de grandes gares, principalement en 1855 et 1856, et pendant la saison d'automne, pour les employés et ouvriers des services du Matériel, de la Traction et du Mouvement ; vers la fin de l'hiver et le commencement du printemps, pour ceux de la Voie.

Le nombre des blessures ayant occasionné la mort a été relativement très-faible, puisqu'il est resté dans le rapport de 1 à 169 pour le total des maladies chirurgicales, de 1 à 522 pour le total du personnel, enfin de 2 à 9 pour le total des décès de toutes maladies.

Ces résultats, relativement heureux, c'est-à-dire le nombre modéré des maladies et le chiffre peu élevé des décès chez un personnel qui semble exposé à une foule d'influences maladives, sont dus en bonne partie à l'ensemble des mesures prises par une Administration toujours disposée à rechercher les perfectionnements et à écouter les conseils de la science pour prévenir les maladies et les accidents, comme pour remédier à ceux qui n'ont pu être évités.

J'ai déjà signalé plusieurs de ces mesures. Je dois y ajouter, indépendamment de l'observation sévère des précautions prescrites par les règlements d'administration publique : l'aménagement des eaux, objet d'un soin particulier ; l'adoption des filtres à charbon dans les ateliers et la distribution pendant les chaleurs de l'été d'une boisson hygiénique et tonique (1) ; la fourniture gratuite des médicaments, d'après un tarif raisonnable, et surveillée avec soin par les médecins de la Compagnie ; l'arrangement pris avec les hôpitaux et établissements de bains des diverses localités ; la distribution aux employés d'un Livret d'Instructions concernant les précautions hygiéniques à prendre, les premiers secours à donner avant l'arrivée du médecin, etc. ; l'examen des hommes entrant au service de la Compagnie, et qui ne sont admis que lorsqu'ils sont exempts d'infirmités ou de maladies apparentes ; enfin, non-seulement la bonne direction des soins donnés aux malades, mais aussi l'avantage que l'Administration leur fait en leur accordant, pendant toute la durée de leur maladie, la paye entière ou la demi-paye, selon qu'ils sont ou non chargés de famille, et une indemnité pécuniaire dans les cas de blessures graves.

Au point de vue de l'hygiène publique et de la pathologie générale, les faits consignés dans ce travail démontrent encore que :

Les diverses maladies ont dominé tantôt sur un versant du chemin de fer de Lyon, tantôt sur l'autre, marquant ainsi le déplacement des maladies générales ou épidémiques ;

L'influence de l'exposition, de l'altitude et de la

(1) Cette boisson, dont nous faisons usage depuis longtemps, est composée de café en poudre, 2 parties ; extrait de gentiane, 5 ; eau-de-vie ou 3/6, 10 ; cassonade, 20, pour 1,000 parties d'eau, que l'on étend selon les besoins dans 10,000 parties d'eau.

composition du sol s'est manifestée d'une manière plus directe et plus spéciale sur le développement des fièvres que sur celui des autres maladies. Cependant nous avons vu, outre les fièvres intermittentes, les maladies de poitrine de forme catharrale, des affections intestinales graves, quelques maladies de la circulation, préférer les localités basses, humides, dont le sol est parcouru par des cours d'eau importants et nombreux, dont le sous-sol est constitué de manière à conserver l'humidité. Nous avons vu, au contraire, beaucoup de maladies aiguës de poitrine, des angines, des rhumatismes, des maladies de la peau, des névralgies, régner dans des localités élevées et exposées aux courants d'air vif.

Mais il est une cause particulière qui a joué un certain rôle dans le développement des maladies chez les employés du chemin de fer de Lyon : c'est la migration et le séjour dans des points opposés de la ligne ; l'acclimatation est devenue souvent alors nécessaire. D'autres fois, au contraire, cette migration, lorsqu'elle s'est faite dans une localité saine, a favorisé le rétablissement de la santé. Les employés qui appartiennent au service actif ont été moins sensibles aux effets de la migration.

Quant aux années, on a vu régner principalement : les maladies intestinales en 1854, puis en 1856 ; celles des articulations et des muscles, de la peau et les fièvres en 1854 ; celles des organes respiratoires, en 1855-56 ; celles des articulations en 1855 ; enfin, celles du système nerveux et des organes genito-urinaires, également pendant toutes les périodes.

L'épidémie de choléra et ses suites, les améliorations apportées dans les divers établissements de la Compagnie et dans la construction de la voie, les phénomènes météorologiques observés nous ont paru les principaux motifs de ces différences selon les années.

Les saisons ont exercé une action évidente sur le développement des maladies. Ainsi, on a vu les affections intestinales dominer en été et en automne; celles des organes respiratoires, en automne et au printemps, quelquefois en hiver; celles des articulations et des muscles, au printemps et en automne; celles du système nerveux, au printemps et en été, etc., selon les variations météorologiques qui ont quelquefois donné la raison de l'expansion des maladies sous forme épidémique, selon aussi l'activité plus ou moins grande des travaux.

De l'ensemble des faits exposés il résulte encore que le nombre des maladies graves est loin d'être toujours en rapport avec le chiffre total des maladies observées dans le même appareil d'organes; plus les organes et les fonctions sont exercés, mais d'une manière régulière et par conséquent sans excès, moins ils sont exposés relativement aux troubles morbides.

CONCLUSIONS.

1° Parmi les nombreux employés et ouvriers du chemin de fer de Lyon, la proportion des maladies a été, en général, modérée, et celle des décès relativement faible.

2° Le travail ordinaire des diverses professions n'a causé directement ou favorisé le développement des maladies que dans une mesure restreinte et dans des circonstances exceptionnelles, telles que des causes fortuites ou l'oubli des précautions nécessaires.

3° Les maladies graves ont été plus rares qu'on ne pourrait le croire, eu égard à l'activité des travaux, et l'on a vu qu'il n'y avait de maladies spéciales aux professions que celles qui se retrouvent dans d'autres industries que celle des chemins de fer.

4° Il est certain quo dans toutes les professions l'habitude émousse singulièrement les effets des causes très-variées des maladies en modifiant la susceptibilité de l'organisme, lorsque du moins il n'existe pas de vice dans la constitution.

5° Il y a même dans l'industrie des chemins

de fer quelques professions, surtout celles du service actif, dont l'influence est très-favorable à la santé, pour peu que le genre de vie soit régulier.

6° L'influence de l'exposition, de l'altitude et de la composition du sol s'est manifestée quelquefois d'une manière directe sur le développement des maladies ;

L'influence des phénomènes météorologiques et des saisons a été évidente aussi, mais très-variable;

L'influence des professions n'a été que secondaire.

7° Les maladies, même aiguës, empruntent aux diverses localités une physionomie particulière ; leur traitement se lie donc de la manière la plus intime aux connaissances topographiques et géologiques.

8° Si la construction des chemins de fer a apporté des modifications dans l'aspect et les influences hygiéniques de certaines contrées, l'expérience nous a prouvé au chemin de fer de Lyon qu'il était possible d'en prévenir les effets ou de les atténuer lorsqu'ils s'étaient produits.

Dans ce travail, j'ai voulu surtout faire ressortir les résultats généraux obtenus touchant la nature, la fréquence relative et les causes des maladies selon les professions, les localités, les années et les saisons. Pour les professions, je crois que ces résultats se retrouveront à peu près les mêmes dans les diverses Compagnies de chemins de fer. Si, en détruisant quelques opinions erronées, j'ai pu attirer l'attention sur quelques faits nouveaux, j'aurai peut-être aussi fait une tentative utile à la Pathologie et à l'Hygiène publique, en leur ouvrant une nouvelle source d'investigations.

3570 Paris. — Typographie Renou et Maulde, rue de Rivoli, 144.

TYPOGRAPHIE RENOU ET MAULDE,
Rue de Rivoli, 144.

www.ingramcontent.com/pod-product-compliance
Ingram Content Group UK Ltd.
Pitfield, Milton Keynes, MK11 3LW, UK
UKHW021225140726
13695UKWH00002B/772